KOSMETISCHE OPERATIONEN

EIN KURZER LEITFADEN FÜR DEN PRAKTIKER

VON

Dr. ERNST EITNER

WIEN

MIT 129 ABBILDUNGEN

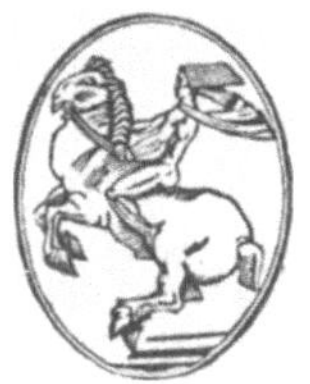

WIEN

VERLAG VON JULIUS SPRINGER

1932

ISBN-13: 978-3-7091-5650-6   e-ISBN-13: 978-3-7091-5683-4

DOI: 10.1007/ 978-3-7091-5683-4

Vorwort.

Die vorliegende Zusammenstellung plastischer Operationsverfahren aus kosmetischer Indikation verfolgt den Zweck, einen Überblick über diese in neuerer Zeit aktuellen Probleme in knappem Rahmen zu bringen und dabei gleichzeitig eigenen Erfahrungen, die im Laufe zweier Jahrzehnte auf diesem Gebiet gesammelt wurden, Ausdruck zu geben. Wenn der vorbestimmte Umfang eine eingehende Behandlung sämtlicher in Betracht kommender Kapitel auch nicht zuließ, so hofft der Verfasser doch auf jenen Gebieten, die in der Literatur bisher nur untergeordnete Berücksichtigung fanden, dem Praktiker genügend Einblick zu bieten. Aus demselben Grunde wurden Literaturangaben, die in jedem Handbuch der Chirurgie zu finden sind, vielfach übergangen, während die Spezialliteratur eingehender berücksichtigt wurde. Die gebrachten Angaben sollen dem Leser die weitere Orientierung ermöglichen. Der besseren Übersicht halber beschränkt sich das vorliegende Buch auf die sogenannten korrektiven Plastiken, während Ersatzplastiken einer späteren Publikation vorbehalten bleiben. Der Verlag hat es dankenswerterweise ermöglicht, die Darstellung durch Beifügung von Bildern zu beleben. Soweit es sich um Lichtbilder handelt, entstammen sie der eigenen Sammlung, die Zeichnungen wurden vom Maler K. Hajek entworfen. Zwei Anhangskapitel, deren Themen dem Verfasser ferner liegen, stammen von Dr. A. Hartwich und Dr. E. Horner. Sämtlichen Mitarbeitern sei hiermit der gebührende Dank ausgesprochen.

Wien, im Juni 1932.

Ernst Eitner.

Inhaltsverzeichnis.

Inhaltsverzeichnis. V

I. Korrektive Nasenplastiken.

(Bedeutung, Einteilung, Indikationsstellung, Operationstechnik, Nachbehandlung.)

Die Nasenform ist für den Eindruck einer menschlichen Physionogmie von größter Wichtigkeit. Es gibt kaum einen anderen Gesichtsteil, dessen Formveränderungen einen so umfassenden Wechsel im Ausdruck derselben zur Folge haben. Ein Verlust oder die mangelhafte Entwicklung der Nase ist die schwerste Entstellung, die ein menschliches Gesicht treffen kann. Schwere angeborene Miß- und Hemmungsbildungen der Nase sind glücklicherweise nicht häufig. Sie treten gewöhnlich nicht isoliert auf, sondern sind mit anderen schweren Bildungsfehlern an Hirn und Schädel kombiniert und treffen daher meist lebensunfähige Monstren. Wichtiger sind die Spaltbildungen, die nicht so selten an lebensfähigen Individuen zu finden sind. Aber auch diese gehören nicht in dieses Kapitel, da ihre Korrektur meist komplizierte Ersatzplastiken erfordert. Nur Andeutungen derselben in Form von Dellen und Rinnen kommen hier in Betracht. Hauptgegenstand sind jene Nasenformen, die ohne in ihrem Aufbau der Norm zu widersprechen unser ästhetisches Empfinden verletzen. Damit ist aber auch das subjektive Moment für die Indikationsstellung gegeben, das bei diesen Nasenplastiken mehr in den Vordergrund tritt, als bei anderen kosmetischen Korrekturen. Handelt es sich um exzessive Formen, so ist ja die Indikation nicht fraglich, bei den viel häufigeren geringfügigen Difformitäten finden wir oft eine Hypersensibilität des Trägers gegenüber dem eigenen Aussehen, die uns zur Anerkennung der subjektiven Indikation vor dem objektiven Befund zwingt. Allerdings wird sich der erfahrene Operateur sorgfältig davon überzeugen, ob die Vorstellung, die sich der Patient von dem zu erwartenden Resultat macht, mit den vorhandenen Möglichkeiten im Einklang steht. Nur auf diese Weise wird er Mißhelligkeiten, die sich trotz einwandfreier Technik ergeben können, ausweichen. Die korrektiven Nasenplastiken lassen sich ungezwungen in drei Gruppen einteilen, das sind Ergänzungsplastiken, Reduktionsplastiken und Verschiebungsplastiken, je nachdem das vorhandene Material ergänzt, reduziert oder an andere Stellen verschoben wird. Die Umformung von Nasen ließe sich am einfachsten erreichen, wenn man über der zu verändernden Stelle incidieren und die nötigen Eingriffe von hier aus vornehmen würde, wie dies schon seit jeher gelegentlich geschehen und auch von Dieffenbach und anderen beschrieben wurde. Seit aber die Amerikaner Roe, Smith, Monks, Goodale usw. auf die Möglichkeit, die Umformungen des Gerüstes auf endonasalen Weg zu erreichen hinwiesen und zeigten, daß die äußere Haut hierbei intakt bleiben kann, hat dieser rein kosmetische Standpunkt bald Eingang gefunden. Insbesondere J. JOSEPH hat seine Propagierung übernommen und durchgeführt, allerdings ohne die durch die Rhinologie bereits ausgebaute endonasale Arbeitstechnik zu verwenden. Es entstanden so Methoden, die wenig Rücksicht auf das Naseninnere nehmen, oft unsicher im Effekt sind und überflüssige Zerstörungen anrichten. *Verfasser* bemüht sich daher seit langem, immer unter Leitung des Auges zu arbeiten, nur das Notwendige zu verändern und womöglich nicht nur subcutan, sondern auch submukös zu operieren.

Nasenkorrekturen werden durchwegs in Lokalanästhesie vorgenommen. Allerdings erschwert die Infiltrationsanästhesie manchmal die plastische Orientierung. Bei einiger Übung wird man aber dieses Moment richtig einschätzen lernen. *Verfasser* legt Wert darauf, Gewebsschädigungen durch höhere Konzentrationen der Injektionsmittel zu vermeiden, insbesondere, wenn es sich um Implantationen oder Transplantationen handelt. In diesen Fällen kommt man mit $^1/_4\%$ Novocainlösungen aus, mehr als $^1/_2\%$ sind niemals nötig. Subtilste Beobachtung aller Vorschriften der Asepsis ist besonders zu empfehlen, da die Verhältnisse hier oft nicht ganz dieselben sind als bei anderen endonasalen Operationen und die Konsequenzen einer Infektion den kosmetischen Effekt nicht nur beeinträchtigen, sondern sogar ins Gegenteil verkehren können. Man darf daher auch nicht auf eine genaue Untersuchung des Naseninneren vor der Operation vergessen. Akute und chronische Eiterungen bilden eine Kontraindikation gegen endonasales Eingreifen. Es finden sich noch neuerer Zeit Autoren, die sich prinzipiell gegen die endonasalen Methoden wenden (LEXER, ESSER), weil sie die Infektionsmöglichkeiten vom Naseninneren her fürchten. Verfasser kann diesen Standpunkt nach seinen Erfahrungen nicht teilen, sondern ist der Ansicht, daß sich diese Gefahren durch zweckmäßigen Ausbau der Technik und Beachtung der Kontraindikationen auf das normale Minimum reduzieren lassen.

Nur in Ausnahmefällen kommen auch die percutanen Eingriffe in Betracht. Sie können unter günstigen Umständen Resultate zeitigen, die hinter denen der endonasalen Methoden wenig zurückstehen. LEXER scheut sich z. B. nicht, einen Hautschnitt von der Nasenwurzel bis zur Spitze ohne Rücksicht auf die nachfolgende Narbe zu legen, die Haut aufzuklappen und an dem nunmehr freiliegenden Nasengerüst die gewünschten Änderungen vorzunehmen. Die Nachbehandlung nach endonasalen Korrekturen besteht in der Beobachtung und Freihaltung des Sekretabflusses. Tamponade nicht länger als 24 Stunden. Spezielle Maßnahmen sind nur in besonderen Fällen nötig.

Um Mißverständnissen vorzubeugen, sei noch bemerkt, daß Verfasser unter Höhe die Distanz versteht, mit der die Nase über die Gesichtsebene vorspringt. Dementsprechend werden auch die Ausdrücke oben und unten gebraucht. Vorne und rückwärts bezeichnen die Richtung Nasenspitze—Nasenwurzel. Der Ausdruck submukös wird auch bei Eingriffen im Vestibulum verwendet, obwohl es sich hier nicht um eine Schleimhaut handelt.

A. Ergänzungsplastiken.

1. Nasenrückenhebung.

Geringe Höhe des Nasenrückens ist eine häufige Erscheinung. Dieselbe kann sich im ganzen Verlauf desselben von der Wurzel bis zur Spitze finden oder auch nur auf Teilstrecken beschränkt sein. Den ersteren Fall sehen wir bei Plattnasen häufig, der letztere ist bei verschiedenen Nasenformen gegeben. Erstreckt sie sich auf die beiden hinteren Drittel der Rückenlänge, so nennen wir dies ein konkaves Profil, es gibt aber auch stellenweise Einsattelungen in jedem Teil dieser Strecke. Wir

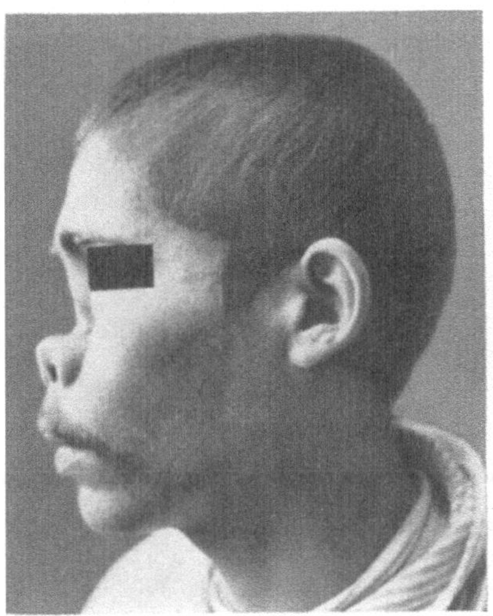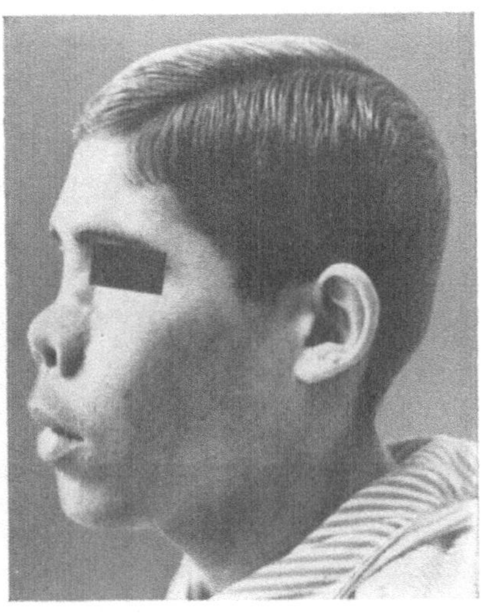

Abb. 1. Komplizierte traumatische (Durchschuß) Sattelnase durch Elfenbeineinlage (nach Eitner) ohne Lappenplastik korrigiert.

sprechen von einem niederen Nasenrücken bei geringgradigen Depressionen, stärker ausgeprägte Formen nennen wir Sattelnasen. Unter diesen unterscheiden wir wieder leichte, mittlere und schwere Formen. Nach der Ätiologie können wir sie ebenfalls einteilen. Wir kennen angeborene Formen, ferner durch Trauma oder pathologische Prozesse, meist Lues entstandene. Von Bedeutung für unser Vorgehen bei diesen Nasenformen ist die Beschaffenheit der Haut über der Einsenkung. Ist sie intakt, nennen wir sie einfache, weist sie Narben oder Defekte auf, komplizierte Sattelnasen. Je niederer der Nasenrücken, desto größer erscheint die Distanz der inneren Augenwinkel. Ebenso wirkt die normale Spitzenpartie massiger. Wir haben also von der Korrektur einer solchen Nasenform meist eine wesentliche Änderung des Gesichtseindruckes zu erwarten.

Diese Depressionen des Nasenrückens bieten, soferne es sich nicht um komplizierte Formen handelt, recht günstige Verhältnisse für die Korrektur. Es genügt, eine Stütze unter der Haut des Nasenrückens

1*

zur Einheilung zu bringen und der Mangel ist ausgeglichen. Der Weg dorthin ist auch ohne Verletzung der äußeren Hautdecke kurz und einfach. Die wichtigste Frage ist das zu verwendende Material. Entsprechend dem Stand der modernen plastischen Chirurgie gilt die Verwendung autoplastischen Materiales nahezu als Selbstverständlichkeit. Das Rippenknorpelstück nach MANGOLD oder der Tibiaspan nach ISRAEL erfreuen sich der ausgebreitesten Beliebtheit. Knochenstücke aus dem Seitenrand der Apertura piriformis (LANGENBECK), Knorpelstücke aus dem Septum, aus dem Ohr (KÖNIG), aus den Knorpeln des Nasendaches (SHEEHAN) und Ähnliches kommen auch in Betracht, wenn der Materialbedarf ein geringer ist. GRIESENBERG empfiehlt das knöcherne Skelet einer Zehe mit

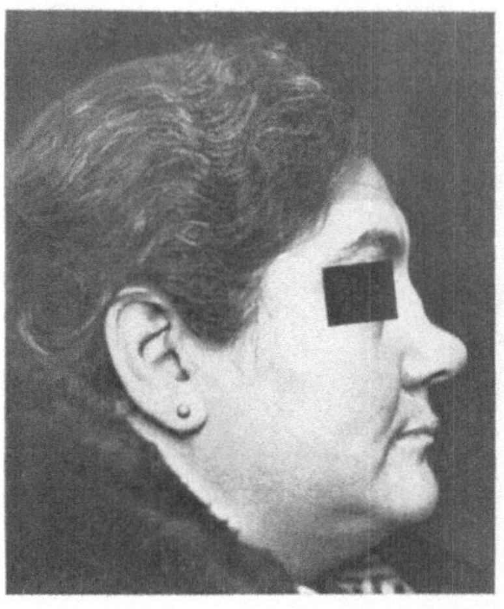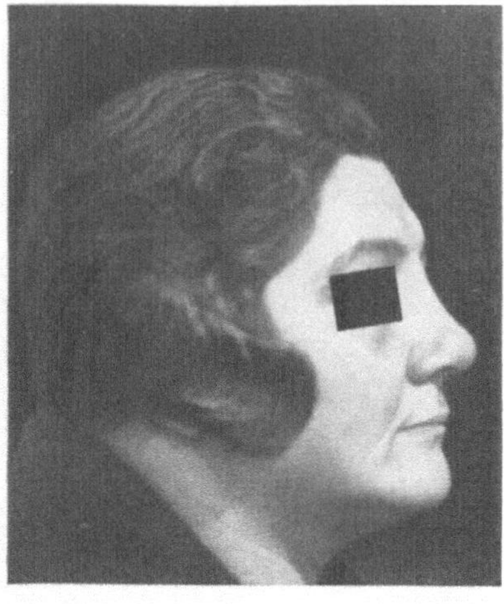

Abb. 2. Niederer Nasenrücken durch Elfenbeineinlage (nach EITNER) gehoben.

uneröffneten Gelenken. Alloplastisches Material wurde schon von LANGENBECK und anderen des öfteren versucht, jedoch nicht als geeignet befunden. *Verfasser*, der bereits 1913 über eine nicht unbedeutende Zahl von Beobachtungen, hauptsächlich mit Rippenknorpel berichten konnte, sah sich um diese Zeit veranlaßt, doch wieder Versuche mit alloplastischen Substanzen, hauptsächlich Elfenbein, anzustellen. Anstoß hierzu gaben Resorptionserscheinungen, die er an Knorpel und Knochenstücken konstatieren mußte, ferner die Möglichkeit Feinheiten in der Modellierung herauszubringen und schließlich das Bestreben, den Eingriff in Anbetracht der geringfügigen Difformitäten, die in großer Zahl zur Korrektur kamen, für den Patienten möglichst leicht zu gestalten. Bereits 1915 konnte er über günstige Erfahrungen an einer größeren Zahl von Fällen und über eine bereits ausgearbeitete Technik berichten. Das Material hatte sich als beständiger erwiesen als körpereigenes, der Ort durch seine Konfiguration und Umgebung als sehr geeignet für die dauernde Beherbergung eines Fremdkörpers. Die kosmetische Leistungsfähigkeit der Methode übertraf infolge der Möglichkeit sorgfältiger Formung des

Implantates wesentlich die Verwendung körpereigenen Gewebes. 1922 erwähnt Joseph die Verwendung von Elfenbein bei einem Fall von Rhinoneoplastik. 1924 wurde die Verwendung von teilweise entkalktem Elfenbein vom *Verfasser* empfohlen. Im selben Jahr spricht sich H. Ruef von der Lexerschen Klinik aus theoretischen Gründen gegen die Verwendung von Elfenbein aus, ohne jedoch praktische Erfahrungen berichten zu können. Auch Carter, Sheehan, Cohen Lee sprechen sich gegen die Verwendung alloplastischen Materials aus. Später berichten Gandela, C. J. König, Maliniak, Pasqual de Juan, Salinger, Berne u. a. über günstige Erfolge. 1930 widmet Joseph der Elfenbeintechnik breiten Raum und bestätigt die Erfahrungen des Verfassers. Von anderen Materialien wurden Celluloid, Sohlenleder, Rindsknochen vom Verfasser versucht und minder geeignet befunden. Tanturri verwendet Kaninchenrippen. C. Charles Müller empfiehlt ein mit Guttaperchalösung überzogenes Kupferdrahtgeflecht zur Einheilung.

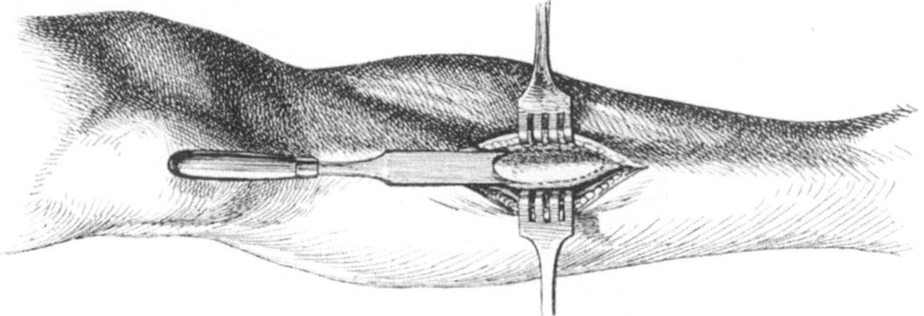

Abb. 3. Entnahme eines Knochenstückes aus der Tibia.

In Amerika wird statt Elfenbein mehrfach Walroßzahn verwendet. Dieses Material dürfte sich in der Verwendung vom Elfenbein nicht wesentlich unterscheiden. Auch Kork wurde neuester Zeit von H. Dahmann empfohlen. Ich habe dieses Material schon vor Jahren bei Z. Nagel in Verwendung gesehen, aber den Eindruck erhalten, daß es sowohl in bezug auf bequeme Modellierbarkeit, als auch Haltbarkeit dem Elfenbein nicht gleichkommt.

Zur Entnahme von Knochenstücken aus der Tibia wählt man am besten den mittleren Teil der vorderen Kante. Dieselbe wird durch einen flachen Bogenschnitt freigelegt, der M. tibialis anticus stumpf beiseite geschoben und das erforderliche Stück mit einem feinen Meißel, um Splitterung zu vermeiden, umgrenzt und samt dem bedeckenden Periost herausgehoben. Die Verwendung von Sägen halte ich wegen der Bildung von Gewebsfetzen und Spänen und der Erhitzung für weniger vorteilhaft. Das Stück muß ausreichend bemessen sein, da von seiner Größe und Form der kosmetische Effekt abhängt. Eine praktische Erleichterung der raschen Formung ermöglicht ein vorher angefertigtes Modell aus sterilisierbarem Material (Elfenbein). Zur Formung wird das Stück mit einer Zange locker gehalten und mit einer Knochenschere beschnitten. Das Quetschen in einem Schraubstock und Bearbeiten mit Feilen dürfte weder günstig noch nötig sein.

Rippenknorpel entnimmt man aus dem Rippenbogen der 7. oder
8. Rippe. Der Rippenbogenrand wird durch einen geraden Schnitt
freigelegt, die zu entnehmende Partie mit einem stumpfen Elevatorium
unterfahren und das nötige Knorpelstück mittels eines starken Messers
ohne Perichondriumablösung herausgeschnitten. Die Formung des
Knorpels ist leichter, doch muß man sich hüten, das kostbare Material
zu verschneiden. Auch hier leistet ein Modell gute Dienste. Knorpel
aus dem Septum wird wie bei einer therapeutischen Septumresektion
submukös entnommen. Knochenstücke vom Rand der Apertur werden
von einer Incision im Re-
cessus lateralis des Vestibulum aus abgemeißelt.
Die beiden letzteren Me-
thoden liefern nur spär-
liches Material.

Elfenbeinstücke wer-
den mit einer Laubsäge aus
den weißen, fehlerfreien
Partien eines Klotzes herausgeschnitten, in einem
Schraubstock mit Eisen-
feilen geformt und mit
zahnärztlichen Bohrern
ausgehöhlt und durch-
löchert. Dieses Verfahren
hat den Zweck, das Ge-
wicht des Stückes mög-
lichst zu verringern und
seine Fixierung durch Ge-
websdurchwachsung zu er-
möglichen. Um größeren
Elfenbeineinlagen die er-
wünschte Biegsamkeit zu
verleihen hat *Verfasser*

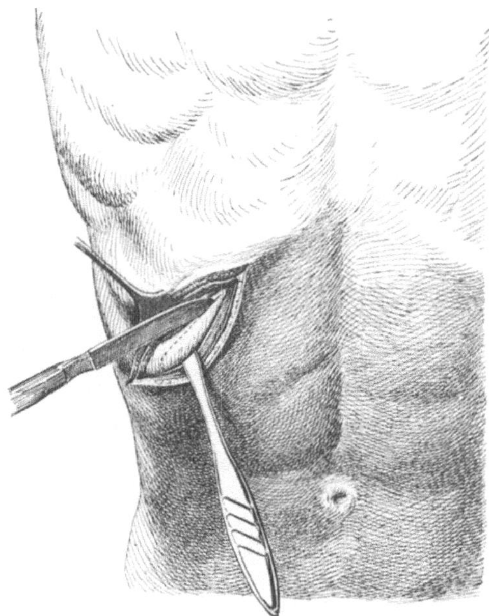

Abb. 4. Entnahme eines Knorpelstückes aus dem
Rippenbogen.

vor etwa 10 Jahren Versuche mit entkalktem Elfenbein angestellt.
Es hat sich ergeben, daß gänzlich entkalktes Elfenbein vollständig
resorbiert wird. Die Technik dieses Verfahrens muß daher darauf
hinauslaufen, nur die Verbindungteile zu entkalken, während die
formgebenden Anteile kalkhaltig bleiben müssen. Diese Einlage-
rungen erweisen sich nach Jahren als beständig und außerordentlich fest in der Umgebung fixiert. Die Entkalkung des vorher
sterilisierten Elfenbeinstückes geschieht in einer 5%igen Salpetersäure-
Formalinlösung durch einige Stunden je nach der Dicke des Stückes.
Die Verbindungteile müssen sehr verdünnt, die Hauptpartien massiv
gehalten werden. Nach der Entkalkung gründliche Auswässerung
in sterilem Wasser. Durch Einlegen in Alkohol kann man sich
über den Grad der Entkalkung leicht orientieren. Die entkalkten
Partien werden durchscheinend. Ähnlichen Effekt erreicht man auch
dadurch, daß man eine nicht entkalkte Einlage von vornherein in

Teilstücke zerlegt und dieselben durch Catgutfäden verbunden eingeführt.

Das wichtigste bei der Einführung des Implantates ist die richtige Lagerung desselben. Schiefstellungen, die den kosmetischen Effekt sehr stören, erfolgen leicht. Sie werden häufig schon durch die nicht exakt durchgeführte Abhebung der äußeren Haut verursacht und sind dann schwer zu korrigieren. Ich incidiere daher möglichst zentral am Septum entlang eines medialen Flügelknorpelschenkels, umgehe denselben von vorn, passiere die Nasenspitze zwischen den Flügelknorpelknien und ziele auf eine Marke, die vorher mitten in der Glabella angelegt wurde. Manche (SHEEHAN, SALINGER) incidieren aus ähnlichen Bestrebungen von außen unterhalb der Nasenspitze. Das zweite wichtige Moment ist

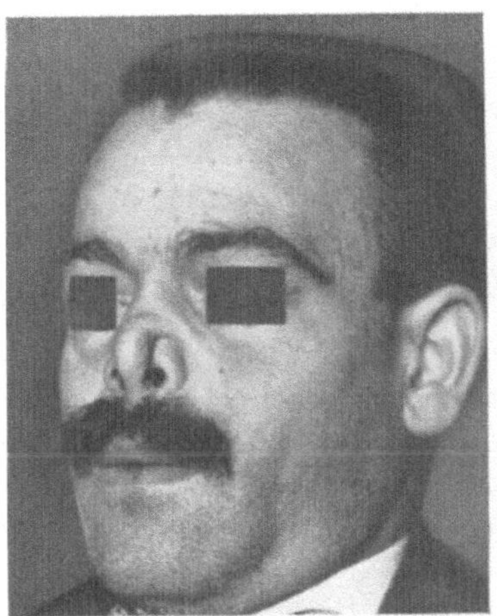
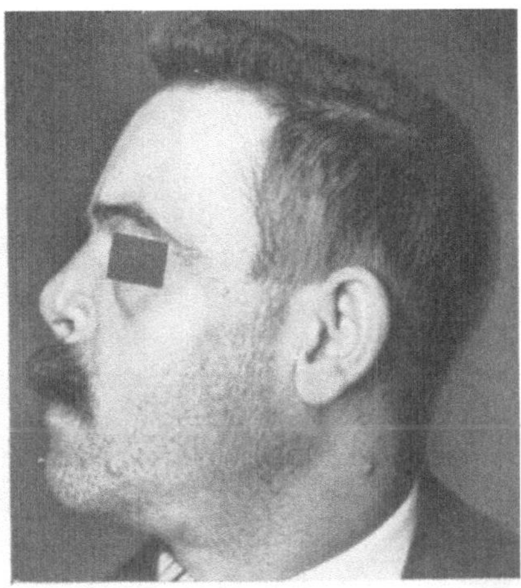

Abb. 5. Luische Sattelnase durch Rippenknorpelimplantation (nach MANGOLD) in das Septum mobile und unter die Nasenrückenhaut korrigiert.

Form und Größe der Einlage. Beides hängt von den lokalen Verhältnissen ab und muß individuell angepaßt werden. Es empfiehlt sich, mehrere Einlagen in verschiedenen Größen zur Verfügung zu haben, wenn man alloplastisches Material verwendet. Die Größe der Einlage muß nach allen Richtungen in gewissen Grenzen bleiben. Die Haut darüber muß noch gut verschieblich sein, das vordere Ende darf nicht bis an die Haut reichen, sonst gibt es Zirkulationsstörungen oder gar Hautnekrosen. Starre Einlagen lassen sich leicht einführen, zur Einführung weicher hat *Verfasser* eine Zange mit parallel sich öffnenden Branchen empfohlen.

Bei entsprechend aseptischem Vorgehen wird es äußerst selten zu einer Infektion des Einlagebettes kommen. Ist aber eine solche eingetreten, so ist sofortige Entfernung der Einlage angezeigt. Gegen eine neuerliche Einführung nach Ablauf dieser Erscheinungen ist aber nichts einzuwenden.

Von vielen Seiten wird zur Sattelnasenkorrektur auch die seinerzeit von GERSUNY eingeführte Injektion von Paraffin unter die Haut verwendet. Das Verfahren erfreut sich auch heute noch ziemlicher Verbreitung und wurde besonders von STEIN und ECKSTEIN ausgebaut. Allerdings sind ihm auch viele Gegner erstanden. Was man dem Verfahren schwer anlastet ist die Emboliegefahr und die Möglichkeit später eintretender Veränderungen in der Umgebung des Depots (chronische

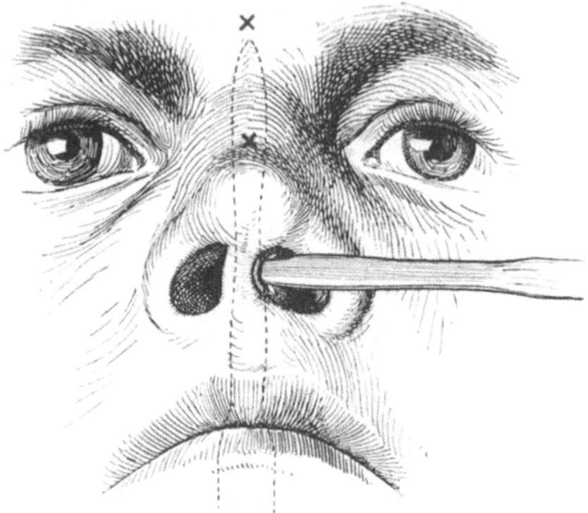

Abb. 6. Abheben der Nasenrückenhaut zur Einführung eines Implantates. Das Instrument wird senkrecht zur Scheidewand eingeführt und dann um 90° gedreht.

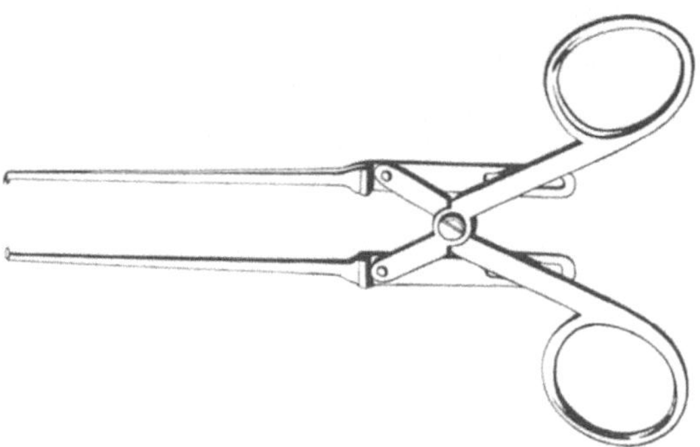

Abb. 7. Instrument zur Einführung weicher Implantate. (Nach EITNER.)

Entzündungserscheinungen, Paraffinombildung). Auch Lageveränderungen werden geschildert. Allerdings sind Paraffindepots unter der Nasenrückenhaut leicht intranasal zu entfernen. Von dem Depot ausgehende Reizerscheinungen dürften mit der Qualität des verwendeten Paraffins in Zusammenhang stehen. Übrigens sind die als Paraffinome geschilderten Geschwulstbildungen recht selten. Viel häufiger handelt es sich um durch technische Fehler hervorgerufene Mißerfolge. Was nun die Emboliegefahr betrifft, so ist sie nicht zu leugnen. Sie soll aber nach Angabe der Hauptverfechter dieses Verfahrens durch Verwendung von Hartparaffin und Beobachtung gewisser Vorsichtsmaßregeln auf das normale Minimum zu reduzieren sein. Jedenfalls erscheint die Injektion von flüssigen oder halbflüssigen Substanzen gefährlich. Bemerkenswerterweise wurden bei Injektionen in diesem Gebiete mehrfach Embolien der Arteria centralis retinae beobachtet, die zur Erblindung eines Auges führten. *Verfasser* hat seinerzeit das Verfahren in sehr kleinen Dosen bei geringfügigen Mängeln verwendet ohne schlechte Erfahrungen zu machen. Zur Injektion wurde Hartparaffin in kaltem Zustand und die Schraubenspritze nach Stein benützt. Heute erscheint das Verfahren für diese Zwecke entbehrlich.

2. Hebung der Nasenspitze.

Geringe Höhe der Nasenspitze kommt isoliert oder im Verein mit niedrigem Nasenrücken vor. In diesem Fall sprechen wir von Plattnasen. Die echte Plattnase ist angeboren, eventuell sogar Rassenmerkmal, und stellt die primitive Nasenform vor. Sie ist durch die Breite der Apertur, sowie durch eine Unterentwicklung des knorpeligen Nasenskelets ausgezeichnet. In noch prägnanterer Ausbildung finden wir sie bei den anthropoiden Affen. Es gibt aber auch Nasenformen mit sehr geringer Spitzenhöhe bei normaler Entwicklung der Nasenknorpel und normaler Apertur. Sie zeichnen sich gewöhnlich durch starke Flügelausladungen aus. Ähnliche Formen können auch auf traumatischem Weg oder durch pathologische Prozesse entstehen. Schließlich habe ich auch schon Nasen gesehen, denen es infolge Kürze des Septumknorpels und Hypoplasie der medialen Flügelknorpelschenkel bei sonst ganz gut ausgebildetem Nasengerüst an einer Stütze für die Nasenspitze mangelte.

Für die Erhaltung der Nasenspitze in ihrer normalen Position kommen zwei Momente in Betracht. Erstens die Spannung des über die obere Quadrangulariskante gespannten knorpeligen Nasendaches und zweitens die Stützung durch die Flügelknorpel. Das erste Moment ist unter normalen Verhältnissen das weitaus ausgiebigere. Beide können zur Hebung der Nasenspitze ausgenützt werden. Der erste Weg, das Hinaufziehen der Nasenspitze, kommt natürlich nur dann in Betracht, wenn der Septumknorpel entsprechende Höhe und Länge aufweist. Durch eine Verkürzung des Abstandes zwischen Nasenspitze und vorderem, oberen Quadrangulariswinkel erreicht man eine Hebung der Nasenspitze. Der einfachste Weg, diese zu erzielen ist die vom *Verfasser* zur Verkürzung des Nasenrückens empfohlene Methode (S. 13). Joseph reseziert zu diesem Zweck das Septum membranaceum und näht die Columna an den vorderen Quadrangularisrand. Der zweite Weg, die Stützung der Nasenspitze, ist Methode der Wahl, wenn die Bedingungen für den ersten nicht gegeben sind. Er erfordert eine Versteifung in der vorderen Partie des Septum mobile, die nur durch ein Implantat zu erzielen ist. Auch hier ist eine wichtige Frage das Material, für das man sich entscheidet. Zu berücksichtigen ist, daß diese Einlage nicht bloß ausfüllen, sondern an einer exponierten, viel beanspruchten Stelle stützen muß. Es ist einleuchtend, daß ein elastisches Material hier das idealste und dem Charakter der Umgebung entsprechende Auskunftsmittel ist. Damit wäre die Entscheidung für den Knorpel gegeben. Allerdings wieder nur unter der Voraussetzung, daß derselbe dauernd in genügender Dicke erhalten bleibt. Die einfachste Lösung ist, das Material gleich an Ort und Stelle aus dem Septum zu entnehmen. Dem *Verfasser* ist dies auch in einem Fall gelungen. Meist ist aber gerade bei diesen Nasenformen das zur Verfügung stehende Material zu schwach und zu dürftig. Bliebe also der Rippenknorpel. Dünne bandförmige Stücke, wie sie für diesen Zweck geeignet sind, können aber nur mit spärlichem, einseitigen Perichondriumüberzug gewonnen werden, haben also keine allzu günstigen Daueraussichten. LEXER empfiehlt auch hiefür den Tibiaspan, der sicherlich in vielen Fällen sich brauchbar erweisen wird, dessen Gebrechlichkeit aber auch in Betracht zu ziehen ist. METZENBAUM hat eine solche Stützung durch einen Nasenhöcker,

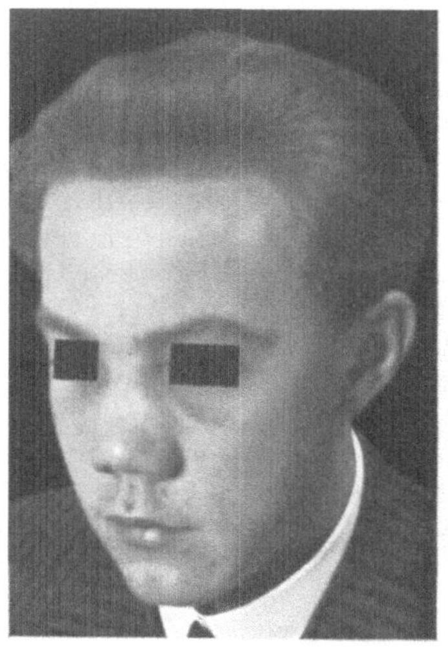
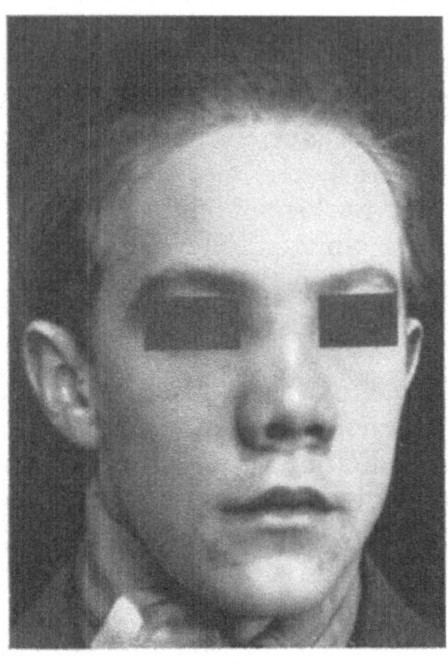

Abb. 8. Plattnase vor und nach der Korrektur durch Hebung der Nasenspitze mittels Elfenbeinstütze. (Nach EITNER.)

der von einem anderen Individuum derselben Blutgruppe übertragen wurde, erreicht. *Verfasser* hat schon seinerzeit über die Einfügung von Elfenbeinstiften zu diesem Zweck berichtet und auch JOSEPH hat später solche in ähnlicher Weise verwendet, es muß aber zugegeben werden, daß die Verhältnisse für die Beherbergung eines Fremdkörpers an dieser Stelle nicht so günstig sind, wie am Nasenrücken. Jedenfalls empfiehlt es sich bandförmige Stücke mit aufgetriebenen rundlichen Enden zu verwenden, da sonst die Bruch- und Perforationsgefahr groß ist. Gut eignen sich teilentkalkte Stücke, doch ist es hier schwerer, den richtigen Grad der Entkalkung zu treffen. Verfasser hat alle angeführten Methoden zu erproben Gelegenheit gehabt, ohne einer den Vorzug geben zu können. Die Entscheidung muß nach den Eigenheiten des Falles getroffen werden.

Was die Technik der Einführung betrifft, so wird von einer Incision am oberen Rand des Septum membranaceum im Naseneingang oder in dem Winkel zwischen Oberlippe und Alveolarfortsatz aus das Bett für die Einlage zwischen den beiden Blättern des Septums freigemacht und dieselbe eingeführt.

3. Vortreiben der Columna.

Das Septum mobile mit der Columna soll in der Profilansicht etwas über die unteren Nasenflügelränder hervorschauen. Ist dies nicht der Fall, so wirkt dies unschön, besonders in der unteren Partie. Die Oberlippe erscheint dadurch verlängert.

Man erreicht eine Korrektur dieses Zustandes, wenn man eine walzen- oder kugelförmige Einlage, die sich auf den Alveolarfortsatz stützt, in dem unteren Septum und oberen Lippenabschnitt versenkt. Ich habe unter meinen Fällen eine Dame, die eine Elfenbeinkugel an dieser Stelle schon seit 18 Jahren anstandslos trägt. Der Einführungsweg ist der gleiche, wie bei den Stützen für die Nasenspitze.

4. Hebung der Nasenwurzel.

Tief eingeschnittene Nasenwurzeln können die verschiedensten Nasenformen komplizieren. Bei leichten Graden von Höckernasen genügt oft die Hebung der Wurzel, um den Höcker zu kachieren.

Die Hebung der Nasenwurzel wird am besten durch ein Implantat, das auf demselben Weg, wie bei der Sattelnasenkorrektur eingeführt wird, erreicht. Auch die zur Verwendung kommenden Materialien sind die gleichen. Zu erwähnen wäre noch, daß in diesen Fällen manchmal ein abgetragener Nasenhöcker als Füllung in Betracht kommen kann, wie *Verfasser* seinerzeit empfohlen hat. Später wurden von METZENBAUM und dann von JOSEPH Nasenhöcker in derselben Weise verwendet. Es empfiehlt sich aber durch Abhebung der Nasenschleimhaut, vor der Höckerabtragung, dafür zu sorgen, daß nicht Schleimhautpartikel, von denen eine Infektion ausgehen könnte, am Implantat haften bleiben.

5. Verlängerung der Nase.

Unter Nasenlänge verstehen wir die Entfernung der Nasenwurzel von der Nasenspitze. Diese kann als angeborene Erscheinung auffallend gering sein oder die Verkürzung ist auf traumatischem Wege, eventuell auch durch andere Zerstörungen entstanden (Kurznasen, Schrumpfnasen).

Eine ausgiebige Verlängerung in dieser Richtung ist ohne Ersatzplastik nicht zu erreichen, weshalb die hauptsächlich in Betracht kommenden Methoden in jenes Kapitel gehören. Eine geringfügige Verlängerung kann unter Umständen durch Einlagen nach Art der Sattelnaseneinlagen erzielt werden. Man muß sich jedoch vor zu starkem Druck auf die Haut der Nasenspitze hüten, da man in diesem Falle Perforation oder Ausstoßung zu erwarten hat. Weiters läßt sich eine scheinbare Verlängerung durch Vortreiben des Septums (s. oben) oder Hebung der Nasenwurzel herbeiführen. Aber auch bei diesen Auswegen wird der erzielbare Effekt kein sehr bedeutender sein.

6. Ansaugen der Nasenflügel.

Das Ansaugen der Nasenflügel kommt bei forzierter Atmung auch bei normalen Nasen zur Erscheinung, indem der Naseneingang nicht genügend Luft passieren lassen kann und hinter ihm infolgedessen ein Raum mit verdünnter Luft entsteht. Der äußere Luftdruck preßt dann den Flügel an die Scheidewand. Höhere Grade dieses Zustandes sind natürlich als funktionelle Störung aufzufassen, weil sie die Atmung behindern. Gleichwohl wird die Erscheinung oft aus kosmetischen Motiven beanstandet. Ätiologisch kommen für dieselbe zwei Hauptmomente in Betracht. Enge der Nasenöffnung und Schwäche der Flügelknorpel. Die Enge der Nasenöffnung kann durch verschiedene Anomalien verursacht werden. Die wichtigsten sind ein stark vorspringender unterer Rand des äußeren Flügelknorpelschenkels, ein stark an der Scheidewand vorspringender innerer Flügel dieses Knorpels, Subluxationen des Septums, ein verdicktes häutiges Septum infolge Hyperplasie des subcutanen oder submukösen Gewebes, Verdickung der Spina anterior oder des Scheidewandknorpels. Selbstverständlich können auch narbige Veränderungen zu einer solchen Verengung führen.

Therapeutisch wird zunächst versucht, die Naseneingänge durch Prothesen, resp. Apparate offen zu halten. Dieselben bestehen aus Ringen oder Drahtbügeln, die im Naseneingang getragen werden. Viele von ihnen sind sogar äußerlich sichtbar. Die primitivste Form ist ein in der Spitzentasche getragenes mit Borvaselin bestrichenes Wattebäuschchen (Heermann). Selbstversändlich kann diese Lösung des Problems nicht dauernd befriedigen. Sie wird daher vielfach auf operativem Wege versucht. Ist die Verengung des Naseneinganges unter den Ursachen prävalierend, so wird diese zunächst beseitigt. Resektionen deviierter oder subluxierter Septa, hypertrophischer Muscheln werden Abhilfe bringen. Abmeißelung der Spina, Abtragung verdickter Flügelknorpelschenkel oder Ausräumung des vermehrten Unterhautgewebes von einer Incision am Septum innerhalb der äußeren Nasenöffnung (Halle) sind erforderlichen Falles vorzunehmen. Ist der äußere Flügelknorpelschenkel zu schwach, so ist eine Verstärkung desselben anzustreben. Menzel empfiehlt Paraffininjektionen in den Nasenflügel. Abgesehen von den Einwänden, die gegen Paraffininjektionen in der Nasengegend überhaupt gemacht werden, ist in diesen Fällen eine kosmetische Beeinträchtigung der Form des Flügels zu besorgen. Eckstein sowie Halle bringen Silberdraht im Nasenflügel zur Einheilung. Daß solche Implantationen gelingen, steht außer Zweifel, wie sie sich aber auf die Dauer bewähren, könnte erst eine längere Beobachtung eines größeren Materiales ergeben. *Verfasser* hat in mehreren Fällen Knorpelstücke aus dem Septum mit gutem Erfolg implantiert. Sheehan excidiert Stücke aus den lateralen Flügelknorpelschenkeln und reimplantiert sie in veränderter Richtung. Gleichzeitig werden die Nasenflügel wie bei Weir abgetrennt und durch einen Hilfsschnitt nach außen versetzt.

Literatur zu Nasen-Ergänzungsplastiken.

BALDENWEEK: Arch. internat. Laryng. etc. **4** (1925).
BERNE: The Laryngoscope **33**, 5427 (1923).
CARTER: W. W. N. Y. State J. Med. **25**, Nr 24/25, 1070; Surg. usw. **34**, 800 (1922).
COHEN LEE: Ann. of Otol. **36**, Nr 3 (1927).
DAHMANN, H.: Fol. Oto-laryng. **20** (1931).
DIEFFENBACH: Die operative Chirurgie. Bd. 1, S. 326. Leipzig 1845.
ECKSTEIN: Dermat. Z. **9**, H. 11. — Dtsch. med. Wschr. **1902**, 12. — Zbl. Chir.
　　1902, 21; **1904**, Nr 3. Arch. Chir. **1932**, 169, 4.
EITNER: Wien. med. Wschr. **1913**, 26. — Dtsch. med. Wschr. **1915**, 31. — Med.
　　Klin. **1921**, 30; **1924**, 29; **1926**, 26. — Wien. med. Wschr. **1921**, 35; **1926**, 9. —
　　Münch. med. Wschr. **1927**, 45. — Med. Welt **1930**, 45. — Med. Klin. **1932**, 2.
ESSER: Dtsch. Z. Chir. **146**, H. 1/3.
GANDELA: Rev. españ. Laryng. Madrid **14**, 204 (1923). Ref. Zbl. Chir. **5**, 180 (1924).
GERSUNY: Zbl. Heilk. **21**, H. 9 (1900).
GOODALE: Boston med. J., Nov. **1901**, 14.
GRIESENBERG: Vestn. Chir. (russ.), H. 52, 70—84.
HALLE: Arch. f. Laryng. **23** (1910).
HEERMANN: Z. Ohrenheilk. **56** (1908).
JOSEPH: in KATZ-BLUMENFELD-PREYING, Handbuch der speziellen Chirurgie des
　　Ohres und der oberen Luftwege. Würzburg: Curt Kabitzsch 1919.
— Nasenplastik und sonstige Gesichtsplastik nebst einem Anhang über Mamma-
　　plastik, Bd. 3. Leipzig: Curt Kabitzsch 1930.
— Klin. Wschr. **1922**, Nr 14.
ISRAEL: Verh. Chir. kongr. **1887**.
KÖNIG, FRITZ: Bruns' Beitr. **94** (1914).
— J. C.: Otol. internat. **10**, 204 (1922). Ref. Zbl. Chir. **1922** I, 391.
LEWIS, J. D.: The Laryngoscope **54** (1924).
LEXER: Wiederherst. Chir. Leipzig: Joh. Ambros. Barth 1920 u. 1931. —
　　Z. Chir. **1928**, 15. — Handbuch der Hals-, Nasen-, Ohrenheilkunde, Bd. 3.
　　Berlin: Julius Springer 1929.
MALINIAK: The Laryngoscope **34**, Nr 11 (1924).
MANGOLD: Chir. Kongreßverh. **1900**, 460.
MENZEL: Münch. med. Wschr. **1903**, 18.
METZENBAUM: The Laryngoscope, März **1928**.
MONKS: Boston med. J. **1898** II, 262.
MÜLLER, CH. C.: Amer. Med. **31**, Nr 3, 164 (1925).
PASCAL DE JUAN: Rev. españ. y amer. Laryng. **17**, No 3/4 (1926).
RETHI: Z. Ohrenheilk. **1918**. — Chirurg. **1**.
ROE: Med. Rev. **1887**.
RUEF, H.: Med. Klin. **1924**.
SALINGER: Arch. of Otol. **6**, Nr 6 (1927).
SHEEHAN, J. E.: Med. J. a. Rec. **120** u. **125**. — Brit. med. J. **1923**, Nr. 3282. —
　　Arch. Otolaryng. **1931**, 13.
SMITH, H. L.: Boston med. J. **1**, 477 (1895).
STEIN: Berl. klin. Wschr. **1906**, 45.
TANTURRI: Rev. internat. Clin. a. Therap. **6**, Nr 8 (1925).

B. Verkleinerungsplastiken.

1. Verkürzung des Nasenrückens.

Ein störendes Ausmaß der Distanz Nasenwurzel-Nasenspitze ist häufig zu beobachten. Diese Difformität kommt ebenso häufig isoliert, wie mit anderen Mängeln der Nasenform kombiniert vor. Ihre Verbindung mit konvexen Profilen, auffallender Höhe der Nasenspitze, geringer Höhe der Nasenspitze ergeben typische Profilformen. Die gleichzeitige Verbreitung der Spitzenpartie ist eine recht unangenehme

Komplikation der langen Nase. Scheinbare Verlängerung des Nasenrückens verursachen der Hochstand der Nasenwurzel, sowie starkes

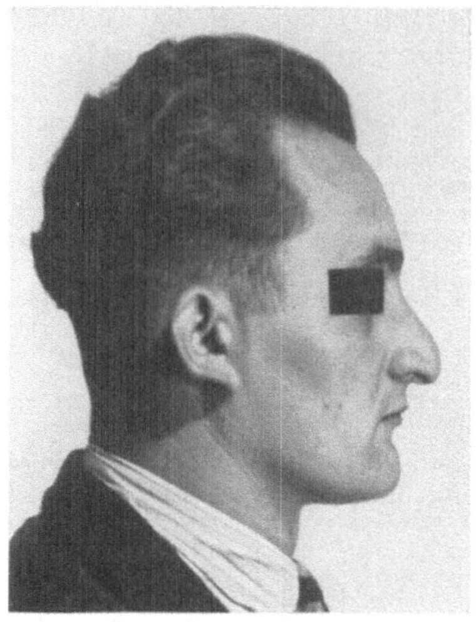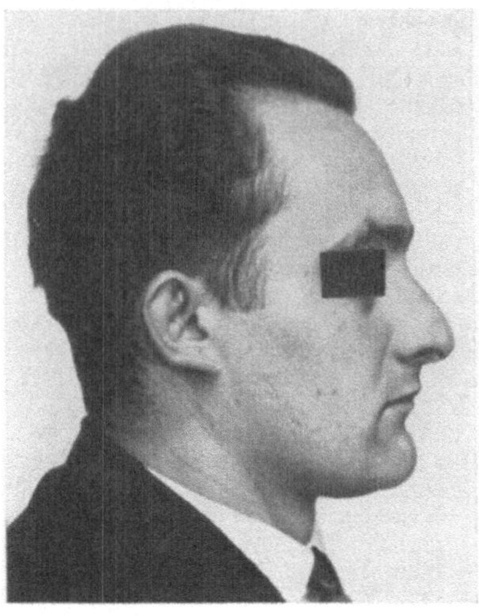

a   b

Abb. 9. Verkürzung einer langen Nase durch Excisionon aus dem knorpeligen Nasendach.
(Nach EITNER.)

Hervortreten des häutigen Septums über die Nasenflügel in der Profilansicht. Zu bemerken wäre noch, daß der Eindruck der Nasenlänge

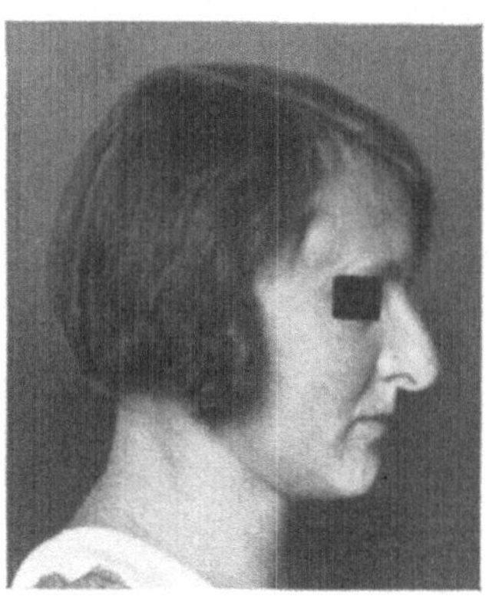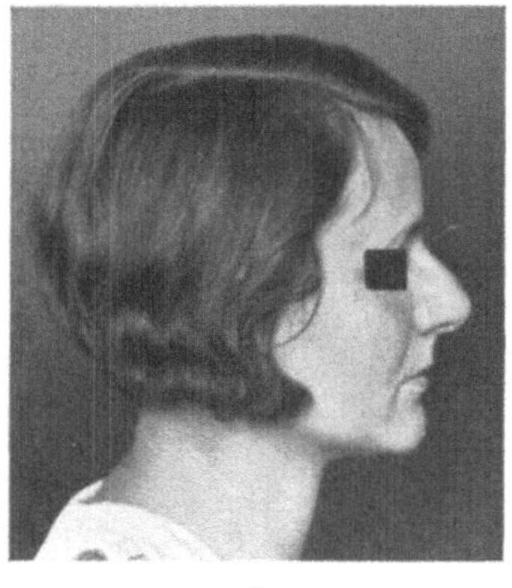

a   b

Abb. 10. Hängende Nasenspitze in der gleichen Weise wie bei Abb. 9 korrigiert.

durch das Wegschaffen eines Höckers, einer Krümmung oder einer
lokalen Einsenkung im Verlauf des Rückens noch verstärkt wird.
    Die Länge des Nasenrückens beruht auf den Größenverhältnissen
des knorpeligen Nasendaches. Naturgemäß ergibt sich für die Verkürzung eine Reduktion in diesem Gebiete. *Verfasser* hat daher schon

vor längerer Zeit darauf hingewiesen, daß die Resektion des medialen Anteiles des unteren Randes des dreieckigen Knorpels und der entsprechenden Partie des oberen Randes vom lateralen Flügelknorpelschenkel und die Vereinigung der neuen Ränder eine ausgiebige Verkürzung der Nasenrückenlänge gestattet. Die in weitem Umkreis über das Operationsgebiet hinaus abgehobene äußere Haut paßt sich ohne Faltung der neuen Nasenform an. Man hat jedoch bei starker Verkürzung mit einer leichten Verbreiterung der Spitzenpartie infolge der Hautschoppung zu rechnen.

JOSEPH legt den Hauptwert bei der Nasenverkürzung auf die Septumverkürzung, die durch die Resektion eines Keiles samt beiderseitiger Schleimhaut aus dem häutigen und knorpeligen Septum erfolgt. Erforderlichenfalles wird auch aus dem knorpeligen Nasendach jederseits ein Keil reseziert. In manchen Fällen trägt er auch einen Streifen vom unteren Rand des Nasenflügels ab.

Verfasser findet die Keilresektion aus dem Septum überflüssig. Korrekturen an demselben sind nur nötig, wenn eine Subluxation des viereckigen Knorpels, die nach der Verkürzung stärker zum Vorschein kommt oder besonderes Vorspringen des häutigen Septums vorliegt. Im ersten Fall wird man die Subluxation am besten von einer Seite her, submukös korrigieren, im zweiten wird die Septumverkürzung (S. 16) vorzuziehen sein.

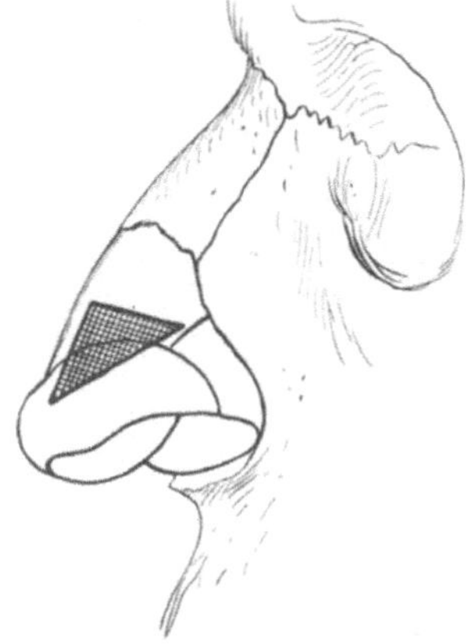

Abb. 11. Excision aus dreieckigem und Flügelknorpel bei Nasenverkürzung. (Nach EITNER.)

Der Vorgang bei der vom *Verfasser* beschriebenen Nasenverkürzung ist folgender: Nach entsprechender Infiltrationsanästhesie wird das Septum in der Gegend der Plica und über dem oberen Quadrangularisrand durchstochen. Von dieser Incision aus wird zunächst die Haut des Nasenrückens weit über das Operationsgebiet hinaus abgehoben. Ebenso wird die Schleimhaut in der Verlaufsrichtung der Plica beiderseits abgehoben. Dann wird mit einem aufwärts gekrümmten Konchotom der untere Triangularisrand und der obere Rand des lateralen Flügelknorpels samt den dazwischen liegenden Geweben abgetragen. Hierauf führt man einen starken Seidenfaden mit einer gestielten Nadel zunächst hinter der Excisionsstelle durch das knorpelige Septum, dann vor derselben durch das häutige und erreicht durch diese Naht eine Vereinigung der Knorpelränder. Beiderseitige Schleimhautnaht mit Catgut beschließt den Eingriff. Die Seidennaht bleibt 8—10 Tage liegen und wird durch einen Pflasterverband unterstützt, der die Nasenspitze in ihrer Lage erhält. Auch B. NAGY verwendet dieses Verfahren.

LEXER verkürzt die Nase durch eine Keilexcision von außen im Bereiche des knorpeligen Anteiles. *Verfasser* hat diese Lösung des Problems wegen der äußeren Narbe niemals in Erwägung gezogen.

2. Septumverkürzung.

Die störende Länge des Septums besteht meistens wirklich, indem
das häutige Septum mehr oder weniger weit über die unteren Nasen-

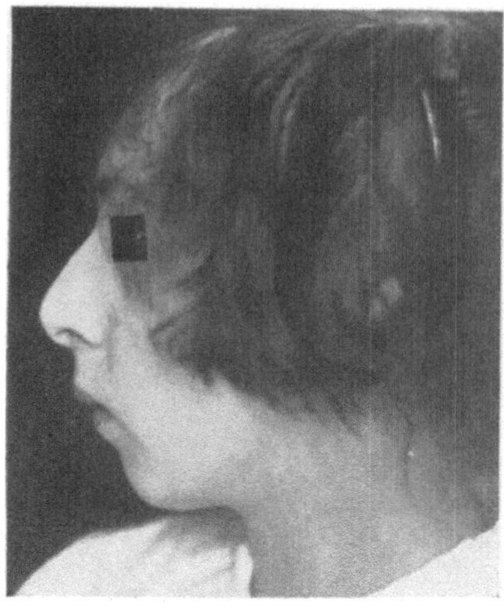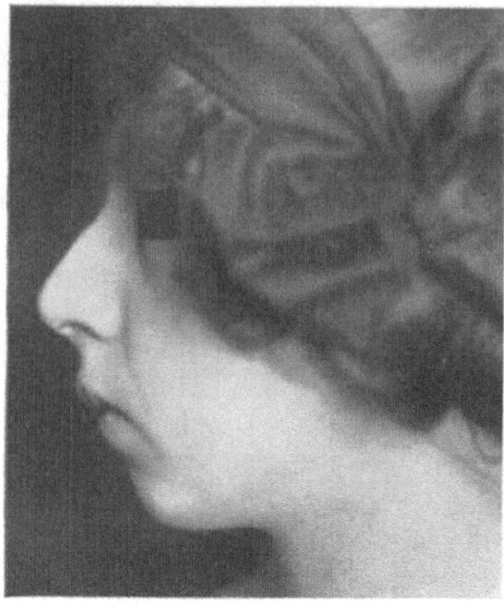

a   b

Abb. 12. Langes Septum durch Verkürzungsexcision korrigiert.

flügelränder hinausragt, sie kann aber auch durch ungewöhnlich scheitelwärts verlagerten oder verzogenen Ansatz der Nasenflügel vorgetäuscht

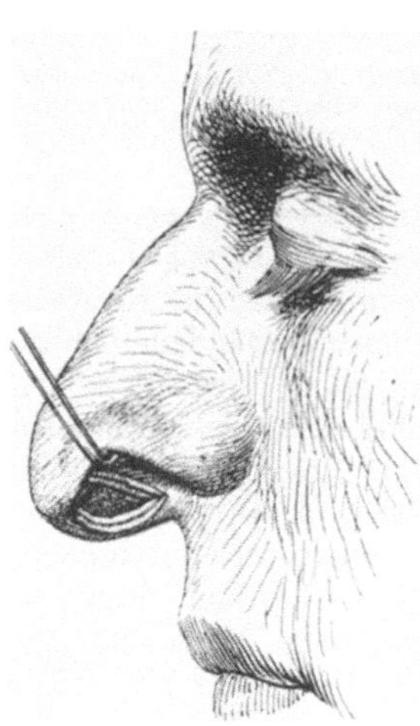

Abb. 13.
Excision aus dem häutigen
Septum bei Septumverkürzung.

werden. Häufig zeigt die Columna eine
nach auswärts gerichtete Krümmung, die
durch die medialen Flügelknorpelschenkel
in Spannung gehalten wird. Die Korrektur
ist bei leichteren Fällen sehr einfach und
besteht in der Excision eines elliptischen
Stückes aus dem Septum membranaceum.
Abb. 12 zeigen einen Fall, den ich bereits
vor 21 Jahren in dieser Weise operiert
habe. Bei Krümmung der Columna empfiehlt es sich, jederseits ein Stück aus dem
medialen Flügelknorpelschenkel zu resezieren und daran die oben erwähnte Excision
anzuschließen. JOSEPH empfiehlt für diese
Fälle neuester Zeit die Excision eines mit
der Krümmung nach unten gerichteten Seg-
mentes aus dem Septum membranaceum.

In manchen Fällen ist der untere Teil
der Columna und die angrenzende Partie der
Oberlippe durch die Spina nasalis anterior
vorgedrängt. Hier ist die Abmeißelung der
Spina von einer Incision zwischen Oberlippe und Alveolarfortsatz am
Platze. Ist hingegen die Vortreibung durch Unterhautgewebe bedingt,

so läßt sich dieselbe durch Excision eines im Profil dreieckigen Gewebsstückes von einem Schnitt am Septum her korrigieren (JOSEPH). *Verfasser* erreicht denselben Effekt durch eine durchgehende Excision im unteren Septumabschnitt.

3. Korrektur der hohen Nasenrücken.

Ebenso wie bei den niederen Nasenrücken finden wir auch bei den hohen die Höhenabnormität entweder auf den ganzen Nasenrücken verteilt oder auf größere oder kleinere Abschnitte beschränkt. Sie kann mit normalen, niedrigen, oder von vornherein hohen Werten beginnen, rasch oder allmählich ansteigen, den höchsten Punkt bald erreichen und dann wieder abfallen, gleichmäßig oder ungleichmäßig bis zur Spitze ansteigen, oder auch in irgendeinem anderen Punkte kulminieren. Es können auch nur kurze Anteile über das Normalmaß hinausragen, sogar Einsenkungen können sich stellenweise finden. Wir sprechen von Höckernasen, wenn ein Teil des Nasenrückens besonders vorspringt, von Krummnasen bei gleichmäßiger Krümmung. Auch der Sammelname konvexes Profil wird gebraucht. Ist der Nasenrücken gerade, so ist die vorspringende Nasenspitze der höchste Punkt in seinem Verlauf. Zu bemerken wäre, daß bei allen diesen Nasenformen schon mittlere Höhen auffallend wirken, wenn zugleich Mikrognathie oder Zurückstehen des Unterkiefers besteht. Das konvexe Profil ist, wenn es nicht exzessive Dimensionen aufweist, kein Schönheitsfehler. Trotzdem wird es oft als solcher empfunden,

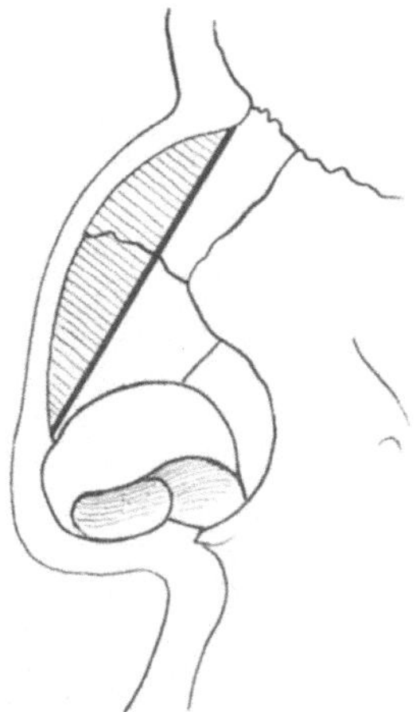

Abb. 14. Abtragung der konvexen Partie des Nasenrückens.

sei es, daß es sich um subjektive Einstellungen unbekannten Ursprunges handelt, sei es, daß es, wenngleich mit Unrecht als Rassenmerkmal aufgefaßt wird.

Nasenverkleinerungen wurden schon von den älteren Chirurgen DIEFFENBACH, LANGENBECK und Zeitgenossen ausgeführt. Allerdings durch direkte Eingriffe von der Haut ausgehend. Gegen Ende des verflossenen Jahrhunderts haben Amerikaner den endonasalen, subcutanen Weg eingeschlagen. R. WEIR (1892), H. L. SMITH (1895), MONKS (1898), GOODALE (1899) haben bereits solche Operationen ausgeführt und beschrieben. Während die ersteren den konvexen Teil des Nasenrückens abmeißelten, versuchte der Letztere nach einer Septumresektion unter dem Höcker, den Nasenrücken einzudrücken. 1903 beschreibt NEUDÖRFER eine ebenfalls subcutane Höckerabtragung. 1904 beschreibt JOSEPH, der schon 1898 einen nach der Art der älteren Chirurgen operierten Fall von Höckernasenkorrektur vorstellte, ebenfalls eine subcutane, endonasale Höckerabtragung, bei der er sich einer Säge bediente. Diese Methode fand zunächst weitere Verbreitung. 1914

beschreibt der Amerikaner Lothrop eine Methode, bei der gleich Goodale
nach einer Resektion am Septum, resp. an der Seitenwand des knöchernen
Nasendaches der Nasenrücken eingedrückt wird. Später haben auch
Dufourmentel, Bourguet, *Verfasser*, Moszkowicz diese Methode verwendet. Sie wurde vom *Verfasser* durch die Einführung der endonasalen,
subcutanen und submukösen Resektion ergänzt.

JOSEPH beschreibt die Höckerabtragung folgendermaßen: Incision
beiderseits am unteren Rande des dreieckigen Knorpels, Abheben der
Nasenrückenhaut, Incision des Periosts am unteren Nasenbeinrand,
Abheben desselben, Abtragen des Höckers mit einer Säge, Ausgleichen
der Unebenheiten mit einer Feile oder dem Zugmesser. Das letztere
ist ein winkelig abgeknicktes, an seiner Unterseite schneidendes Messer.

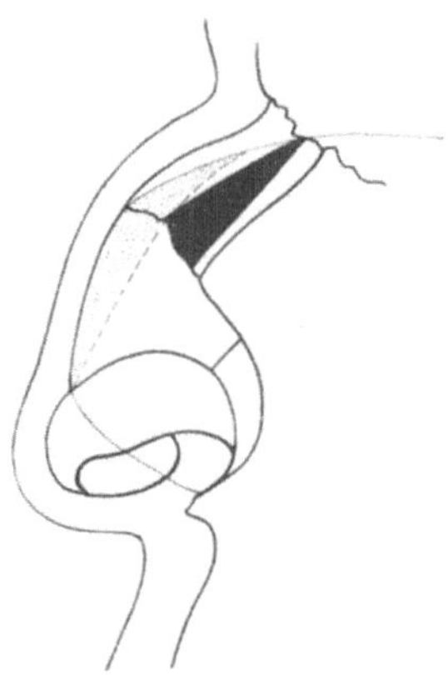

Abb. 15. Resektion aus dem
knöchernen Nasendach und
Abtragung des oberen Quadrangularisrandes nach Lothrop.

Dies alles geschieht unter Leitung des pal-
pierenden Fingers. F. Koch entfernt den
Nasenhöcker mit einer rotierenden Fräse.
Verfasser hat dieses Instrument vor etwa
20 Jahren ebenfalls in Verwendung gehabt,
jedoch wieder aufgegeben, da es weder eine
Erleichterung der Arbeit noch sonstige Vorteile bot.

Lothrop beginnt mit einer Incision an
der Seite der Columella. Das Schleimhaut-
perichondrium wird auf beiden Seiten auf
kleine Distanz aufgehoben. Bei langer Nase
wird ein passendes Stück vom unteren Septumknorpel reseziert. Dann wird Schleimhaut
und Perichondrium beiderseits jetzt bis nahe
an die Nasenbeine abgehoben. Hierauf wird
der obere Rand des Knorpels so weit abgetragen, als es notwendig erscheint. Weiterhin wird auch ein Stück vom oberen Rand

der Lam. perpend. unter dem Nasenbein reseziert. Hierauf kommt eine
Incision in beiden Nasengängen entlang dem unteren Rand der Nasenbeine
des Proc. front. max. Diese Incision führt unter das die beiden Knochen
bedeckende Periost. Abhub desselben in dieser Gegend. Wiederholung
dieses Eingriffes auf der anderen Seite. Nun wird beiderseits ein keilförmiges Stück aus dem Knochen reseziert. Diese Resektion betrifft
einen Teil des Nasenbeines und des Proc. front. max. nahe an der
Sut. frontonasal. Die Spitze des Keiles ist gegen das Stirnbein gerichtet.
Für diesen Schnitt ist eine eigene Zange konstruiert, die aus einem
männlichen und einem weiblichen Blatte besteht, und eine Stanze im
Ausmaße für die Entfernung dieses Keiles geeignet darstellt. Nach dem
Ausstanzen der beiden Knochenkeile wird das knöcherne Nasendach
in seiner frontalen Anheftung frakturiert und in die gewünschten Linie
herabgedrückt.

Zur Verkürzung der Nase wird außer der erwähnten Resektion am
vorderen Rande des Septumknorpels die Weichteilnase vom Skelet
eleviert und zurückgeschoben. In dieser Stellung durch Pflaster fixiert,
wächst die Nase in der verkürzten Form an das Gerüst an.

BALSINGER hebt nach beiderseitigen Incisionsschnitt im Vestibulum parallel zum Nasenrücken und zum Nasensteg die Weichteile vom knöchernen und knorpeligen Teil und entfernt den Höcker mit scharfem Löffel, Feile und einem Fahrkartenlocher ähnlichem Instrument. Weder der scharfe Löffel noch die eigenartige Stanzenform ermuntern zu einer Nachahmung. Auch andere Autoren verwenden die Feile als Hauptinstrument zur Höckerabtragung.

Verfasser führt die Operation schon seit langem unter Leitung des Auges von einer einseitigen Incision in der Plica und am oberen Septumrand aus. Nach Abhebung der Nasenrückenhaut, läßt sich dieselbe derart lüften, daß das Gerüst des Nasenrückens bequem zu überblicken

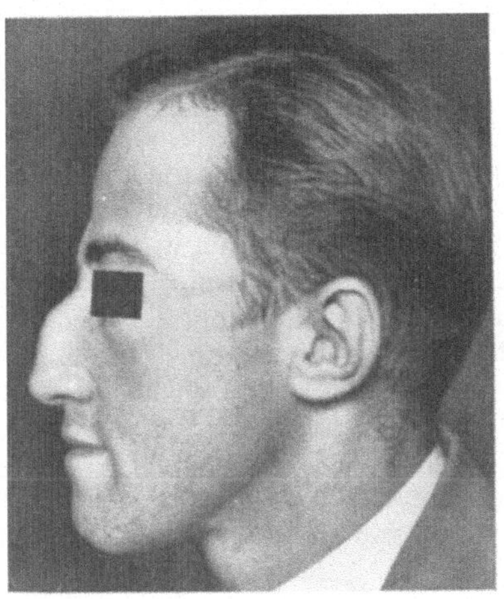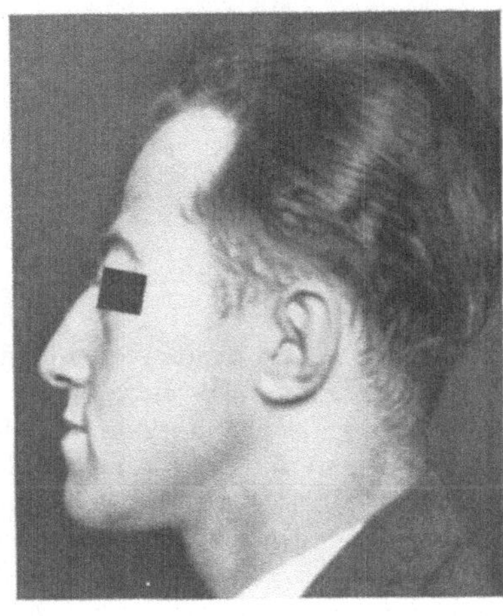

Abb. 16. Höckernase durch subcutan-submuköses Abschneiden des Höckers (EITNER) korrigiert.

ist. Hierauf folgt die Isolierung und Abhebung der beiden dreieckigen Knorpel vom Septum. Nun wird beiderseits mit dem Freerschen Raspartorium die Schleimhaut vom Nasendach abgelöst. Ein eingeführter Gazestreifen drängt sie soweit ab, daß eine Verletzung derselben bei der weiteren Manipulationen vermieden wird. Dann wird mit einem scherenartigen Instrument der obere Rand des Quadrangularis im Bereiche des knorpeligen Nasenrückens abgetragen. Im weiteren wird diese Abtragung auf den knöchernen Teil des Nasendaches fortgesetzt, nötigenfalls mit Zuhilfenahme eines Meißels, d. h. der Höcker wird einfach abgeschnitten. Auf eine Periostabhebung wird hierbei verzichtet. Bei mäßigen Höckern wird aber die Eindrückung des Knochenhöckers nach Lothrop vorgezogen. Zum Schlusse erfolgt die Vereinigung der dreieckigen Knorpel durch ein oder zwei mit einer gestielten Nadel gesetzter Catgutnähte. Die Incisionsöffnung wird ebenfalls durch eine Catgutnaht geschlossen.

H. RETHI folgt dem Beispiel der älteren amerikanischen Autoren und durchschneidet die Columna unterhalb der Nasenspitze, incidiert

beiderseits am Naseneingang und hebt die Nasenrückenhaut ab. Durch
Hinaufklappen der unteren Partie derselben, macht er sich die abzu-
tragende Partie frei zugänglich. Auch SHEEHAN incidiert von außen,
indem er die Columna spaltet (Monks).

Verfasser hält die freie Darstellung des Höckers um den Preis äußerer
Narben für überflüssig, da dieselbe mit Hilfe der von ihm benützten
Incision genügend übersichtlich gelingt.
Die Abhebung des Periosts vom knöchernen Nasendach ist nur bei Benützung
einer Säge nötig, da dieselbe die Bein-
haut zerfetzen und so zu Callusbildungen
Anlaß geben kann. Die letztere gestattet
überdies nur die Anlegung gerader
Schnittlinien, die nicht immer erwünscht
sind. Meißel oder Schere ergeben glatte
Schnittfläche und erlauben jede Schnittführung. Das Ausmaß der Abtragung
richtet sich nach dem Grade der Konvexität und dem angestrebten Ziel. Nicht
immer ist die völlige Geraderichtung des
Nasenrückens zweckmäßig. Im allge-

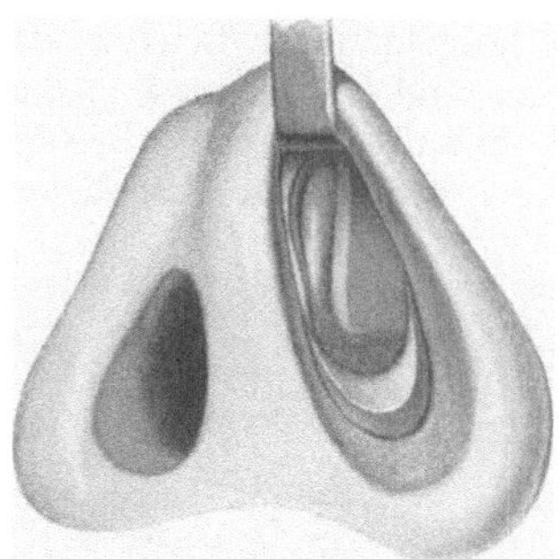

Abb. 17. Darstellung des oberen
Quadrangularisrandes zur Resektion.

meinen ist es bei exzessiven Formen leichter das Richtige zu treffen, als
bei geringfügigen Abweichungen. Jedenfalls ist es von großem Wert, die
Abtragung glatt und exakt, in einem Zug und unter Leitung des Auges
vorzunehmen und auf die Vermeidung überflüssiger Zerstörungen, Splitte-
rungen usw., wie sie die wiederholten Versuche bei Arbeiten nach dem
Tastgefühl mit sich bringen, zu achten. Ist der Nasenrücken schmal

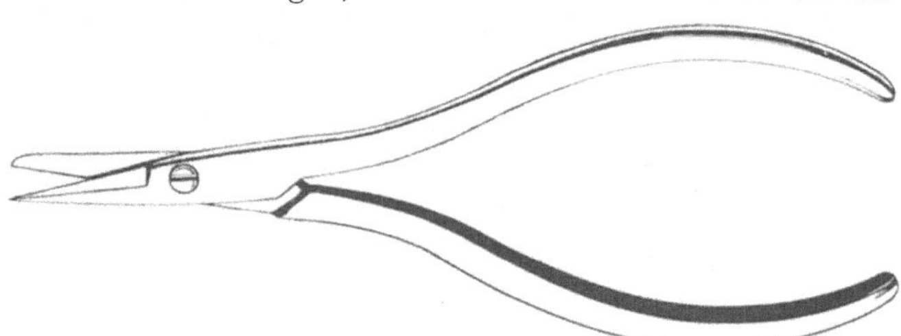

Abb. 18. Kneippzange zur Durchschneidung von Knorpel und dünnen Knochenplatten
nach EITNER.

und steil abgedacht, so kann man es mit der einfachen Abtragung der
Konvexität bewenden lassen. Ist dies aber nicht der Fall, so kommt es
bei ausgiebigen Abtragungen zu einer Dehiszenz der Seitenwände. Dieselbe kann am knöchernen Anteil so stark sein, daß die Haut zwischen
denselben einsinkt. JOSEPH hat für diesen Fall die Verschmälerung
der knöchernen Nase (S. 22) angegeben. Es genügt meist die vom
Verfasser und später von PIERCE empfohlene Einbiegung der Ränder.
Aber auch im knorpeligen Anteil des Nasenrückens kann sich diese
Dehiszenz bemerkbar machen. Daher vermeidet Verfasser die Abtragung
an den dreieckigen Knorpeln und reseziert nur den oberen Quadrangularis-

rand. Auch bei der Lothropschen Eindrückung der Konvexität kann meist die Regulierung der Seitenwände entfallen. Manchmal liegt die

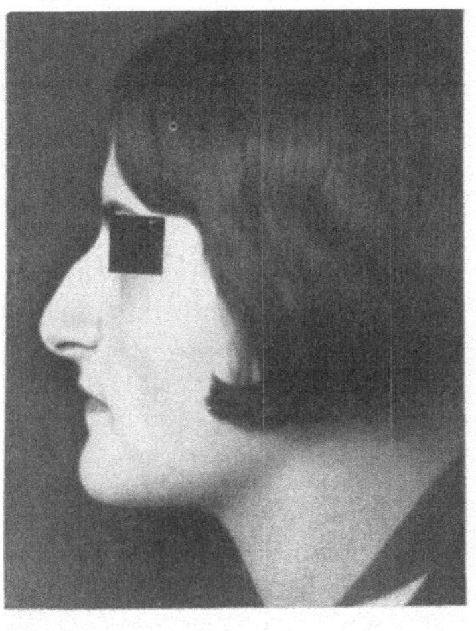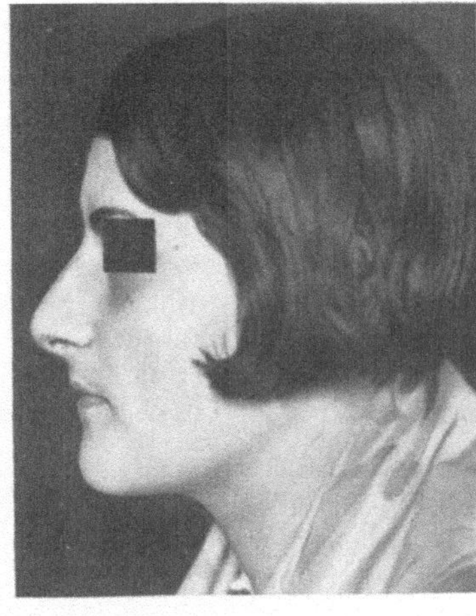

Abb. 19. Korrektur einer Höckernase durch subcutan-submuköse Eindrückung des Nasenrückens (LOTHROP-EITNER) korrigiert.

Konvexität mehr im knorpeligen Anteil des Nasenrückens. In diesen Fällen genügt die Resektion des oberen Quadrangularisrandes. Sie kann

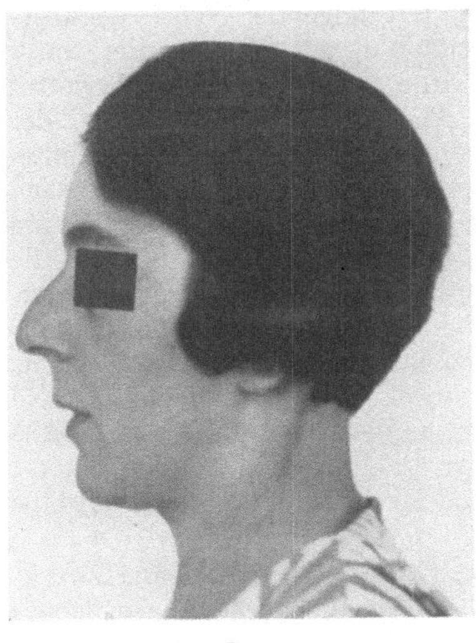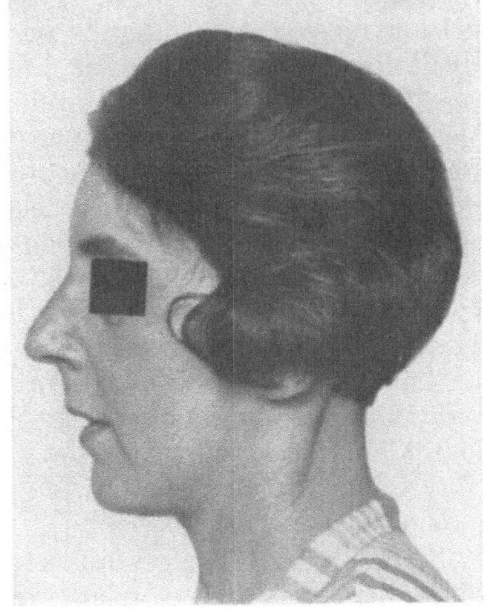

Abb. 20. Krummnase durch Hebung der Nasenwurzel (Elfenbeineinpflanzung nach EITNER) korrigiert.

aber auch durch eine tief eingeschnittene Nasenwurzel oder tiefsitzende Nasenspitze verursacht werden. Hier wäre jede Resektion ein Fehler.

Die Geraderichtung muß vielmehr durch Hebung dieser Anteile erfolgen
(S. 11, 13). Wird die Abtragung der Konvexität ohne Isolierung der
Schleimhaut vorgenommen, so kommt es zu einer Eröffnung der Nasenhöhle. Auch die Verwendung der Feile zur Höckerabtragung schützt
nicht vor diesem Ereignis. Tamponiert man nun das Vestibulum, so
wird beim Nießen oder schon beim Atmen Nasensekret in den durch
Abhebung der äußeren Haut entstandenen Blindsack getrieben. Dies
gibt manchmal zu Infektionen Anlaß, die nicht immer harmlos ver-
laufen, oft nach außen perforieren oder wenigstens zu nachträglichen
Narbenschrumpfungen führen. Diese veranlassen unter Umständen Verziehungen der Nasenflügel. *Verfasser* sucht diese Komplikation durch
die submuköse Höckerabtragung zu vermeiden.

4. Verschmälerung des Nasenrückens.

Besondere Breite des Nasenrückens kommt in allen Anteilen desselben
vor. Sie ist eine häufige Begleiterscheinung niederer Nasenrücken und
wird in diesen Fällen anläßlich der Hebung derselben korrigiert. Nicht
so einfach ist die Umformung, wenn es sich um höhere Nasenrücken
handelt. Im Anschluß an Höcker- und Krummnasenkorrekturen ergibt
sich häufig die Notwendigkeit solcher Verschmälerungen, besonders im
knöchernen Anteil.

a) Verschmälerungen im knöchernen Anteil.

JOSEPH empfiehlt für diesen Fall eine Verlagerung der knöchernen
Seitenwand nach der Mitte hin, die er auf folgende Weise ausführt:
Incision im Recessus lateralis des Vestibulum, genau unter der Nasolabialfalte. Vergrößerung der Einstichöffnung. Abheben des Periostes
vom Processus frontalis. Durchsägen des Processus frontalis an der
Basis des Nasendaches mit einer dazu konstruierten Säge unter Zuhilfenahme eines Führungsinstrumentes. Verlagerung der Seitenwände nach
der Mittellinie hin, wobei die Nasenbeine in der Stirnbeinverbindung
infrangiert werden. Je ein Längsschnitt neben der Mittellinie löst die
mediale Verbindung der Nasenbeine, ohne daß eine Abtragung vorgenommen wird. Erfolgt der Eingriff im Anschluß an eine Höckerabtragung, so entfällt die letztere Maßnahme. Wegen der Tendenz
der knöchernen Seitenwände, in ihre alte Lage zurückzukehren, wird
vom 10. Tage ab, durch 4—5 Wochen täglich für eine Stunde eine
Nasenklammer angelegt, die die Stellung erhalten soll. JOSEPH betont,
daß es sich hier eigentlich nicht um eine Resektions-, sondern um eine
Verlagerungsmethode handelt.

Verfasser fand die geschilderte Methode nur für jene Fälle zweckmäßig, bei denen die besonders breite Basis des knöchernen Nasendaches
die Verschmälerung dieser Partie wünschenswert erscheinen läßt. Die
laterale Durchtrennung geschieht mit dem Meißel ohne Periostabhebung,
die mediale mit der Kneippzange. Die Nachbehandlung mit der Klammer
wird besser durch tägliche Kontrolle und Fingerdruck ersetzt. Bei
breiten, flachen Nasenrücken wird man ohne Resektion nicht auskommen. Es wird nach einer einseitigen Incision und Abhebung der

äußeren Haut, wie bei der Höckerabtragung, beiderseits knapp neben dem Septum ein keilförmiges Stück aus den Nasenbeinen entfernt, nachdem vorher ebenfalls die Schleimhaut abgehoben und durch Tamponade isoliert wurde. Hierauf wird je nach Erfordernis entweder an der bei Joseph angegebenen Stelle oder aber in einer zwischen dieser und der Excision gelegenen Stelle die Seitenwand des knöchernen Nasendaches durchschnitten und der mobilisierte Streifen unter Infrangierung der frontalen Verbindung medialwärts verbogen, so daß sein oberer Rand an das Septum zu liegen kommt. Es folgt die Schleimhautnaht. Die Nachbehandlung besteht in häufiger Kontrolle und Nachkorrektur durch Fingerdruck während einiger Wochen.

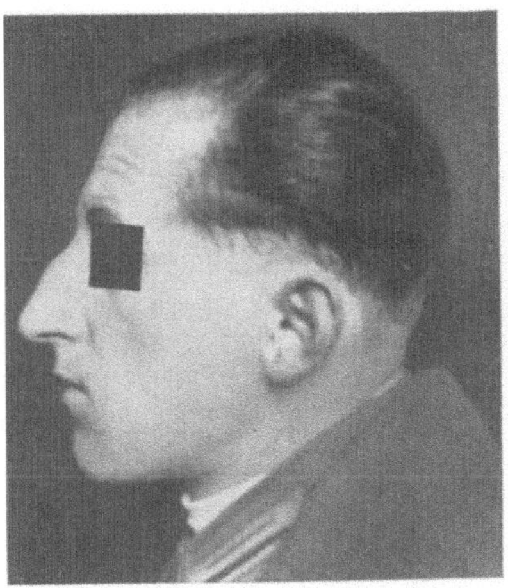
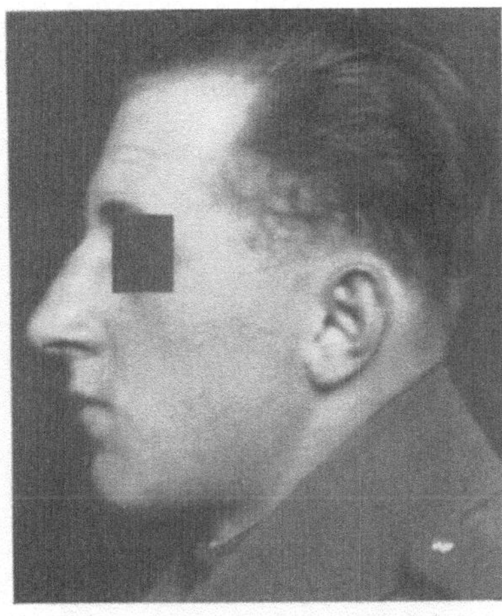

a   b

Abb. 21. Höckernase durch subcutan-submuköse Abmeißelung des Höckers und Einbiegen der Nasenbeinränder zwecks Verschmälerung des Nasenrückens (EITNER) korrigiert.

Manches Mal ist der Nasenrücken von normaler Breite, die Seitenwand des knöchernen Nasendaches jedoch ausgebaucht. In diesen Fällen ist es angebracht, nach derselben Vorbereitung, wie früher einen Schnitt beiderseits neben dem Septum, einen an der Basis und einen zwischen den beiden zu legen (Abb. 38). Nachher wird die Ausbauchung eingedrückt. Schleimhautnaht. Nachkontrolle. SHEEHAN durchmeißelt das knöcherne Nasendach beiderseits an der Basis und drückt es mit den Fingern zusammen. Ob das Verfahren immer zum gewünschten Erfolg führt, mag dahingestellt bleiben.

b) Verschmälerung des mittleren Anteiles des Nasenrückens.

A. RETHI gibt für diesen Fall folgendes Verfahren an: Incision beiderseits 2—3 mm hinter dem Nasenflügelrand von der Nasenspitze bis zum untersten Drittel des Nasenflügels. Ablösung der Haut bis zum knöchernen Teil. Durchschneidung der Columna und Aufklappen der Haut, soweit es angeht. In der Nähe des Septums wird beiderseits ein Knorpelstreifen entfernt. Kompression durch 2 Celluloidplättchen, die durch einen Silkfaden mittels einer eigenen Plombe durch 4—6 Tage festgehalten werden. Zurückstülpen der Haut. Sorgfältige Naht an der Columna.

JOSEPH empfiehlt die Excision zweier spindelförmiger senkrecht stehender Streifen aus Haut, Knorpel und Schleimhaut, also Korrektur von außen. Die Narben sollen durch exakte Naht unauffällig gemacht werden.

Verfasser geht ähnlich wie Rethi vor, nur erfolgt die Naht ohne Hilfsmittel mit Catgut. Die Knöpfe werden in das Naseninnere gelegt, eventuell Unterstützung von außen durch eine gepolsterte Klammer.

c) Verschmälerung der Nasenspitze.

Die Konfiguration der Nasenspitze ist durch die Form der Flügel- knorpelknie, ihre Stellung zueinander, sowie dem Verlauf der unmittelbar

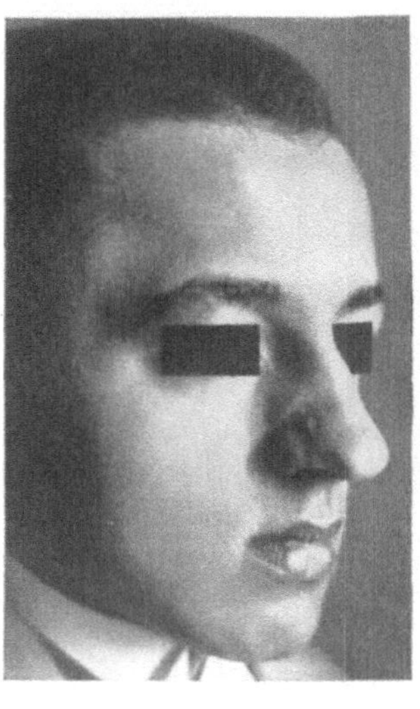
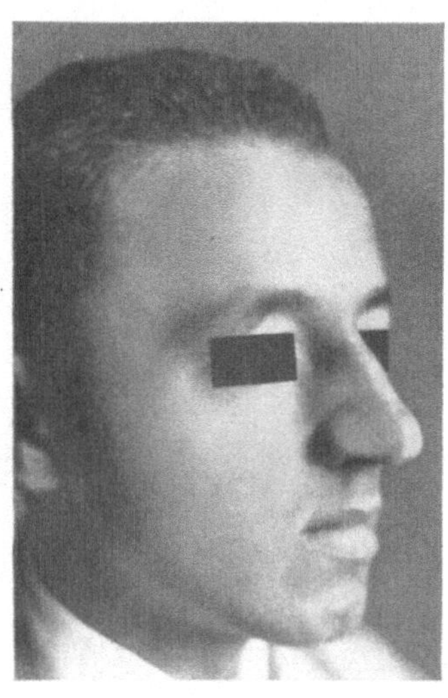

Abb. 22. Breite Nasenspitze durch submuköse Keilresektion aus den Flügelknorpeln (EITNER) verschmälert.

angrenzenden Teile der medialen und lateralen Schenkel gegeben. Ein gewisser Anteil ist auch der Dicke der äußeren Haut zuzuschreiben, die gerade an dieser Stelle sehr variiert. Eine breite Anlage der Spitzen- partie ist ungemein häufig. Sie ist die gewöhnliche Begleiterin niederer Nasenformen, kommt aber auch bei anderen Nasen vor. Der haupt- schuldtragende Teil ist in solchen Fällen gewöhnlich die Wölbung des lateralen Flügelknorpelschenkels.

Verschmälerungen im Bereiche der Nasenspitze wurden schon von den älteren Chirurgen durch Excisionen aus allen Schichten erzielt. Eine subcutane Verschmälerung des Knorpelgerüstes wurde zuerst von den Amerikanern ROE (1887), WEIR (1892) u. a. beschrieben. 1904 hat JOSEPH wieder auf die percutane Excision zweier Streifen beiderseits der Nasenspitze zurückgegriffen. Später wurde diese Methode dahin abgeändert, daß die beiden Streifen mittels einer Stanze aus Knorpel und Schleimhaut subcutan entfernt wurden.

Verfasser hat schon vor längerer Zeit darauf hingewiesen, daß dieses Vorgehen allein meist ohne Erfolg bleibt, weil die Gestalt der Nasenspitze durch die äußere Haut erhalten und der fehlende Knorpel durch die Narbe ersetzt wird. Er hat daher empfohlen, der Nasenspitze durch Anlegen einer Klammer während der ersten 10 Tage nach der Operation die gewünschte Form aufzuzwingen. Die vom Verfasser benützte Klammer ist eine einfache Drahtklammer, die mit schmalen Pflasterstreifen fixiert wird. Außerdem excidiert Verfasser statt der erwähnten Knorpel-Schleimhautstreifen zwei dreieckige Stücke submukös aus den Flügelknorpelschenkeln. Die Anteilnahme der äußeren Haut an der Verdickung zwingt manchmal zu Excisionen aus derselben an der Unterseite der Spitze.

A. RETHI greift auf die amerikanischen Methoden zurück und durchschneidet die Columna unterhalb der Nasenspitze, hebt die Haut im Bereiche der unteren

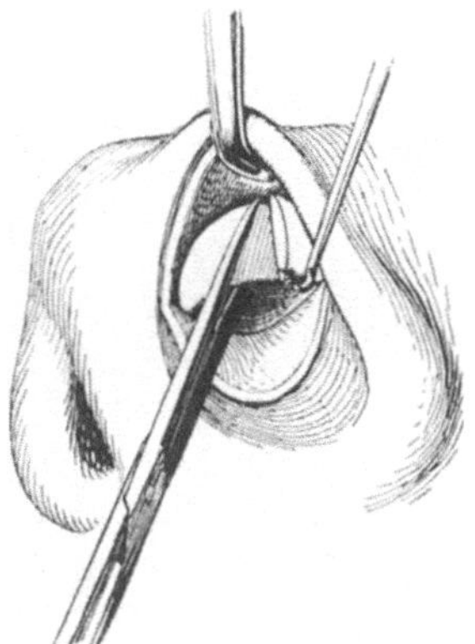

Abb. 23.
Submuköse Resektion aus dem Flügelknorpelschenkel nach EITNER.

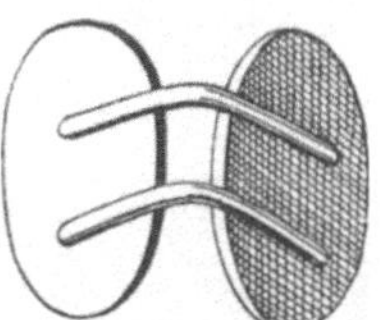

Abb. 24.
Nasenklammer zur Spitzenverschmälerung
nach EITNER.

Nase ab und legt durch Aufklappen derselben das Knorpelskelet der Nasenspitze frei. In diesem Zustand lassen sich leicht die entsprechenden Streifen aus dem Knorpel excidieren und vernähen. Die Narbe an der Columna ist bei sorgfältiger Adaptierung wenig sichtbar. *Verfasser*, der diesen Zugang seinerzeit ebenfalls wiederholt benützt hat, zieht, da die äußere Narbe unter Umständen doch sichtbar bleibt, folgenden Weg vor. Incision beiderseits am medialen und oberen Rand des Naseneinganges, Abheben der Haut der unteren Nasenhälfte. Nun läßt sich das Gerüst der Nasenspitze bei einem Nasenloch herausziehen, so daß man die entsprechenden Excisionen aus den Knorpeln vornehmen kann. Neben den seitlichen Streifenexcisionen kommt auch eine mediane, tiefer ins Septum mobile reichende und Teile der medialen Flügelknorpelschenkel enthaltende Excision in Betracht. In diesen Fällen erweist sich öfters eine Beschneidung der Ränder der äußeren Haut in der Spitzenpartie als notwendig. Auch BOURGUET beschreibt ein ähnliches Vorgehen. ADLER legt in jedem Nasengang einen Schnitt durch Schleimhaut und Triangularis beginnend an der Apertura pyriformis und in der Plica endigend. Naht durch laterale

Seitenwand, Septum und laterale Seitenwand. Dieselbe wird durch
eine äußerlich getragene Form aus Stenzmasse unterstützt, die durch
3 Wochen getragen wird. In ähnlicher Weise preßt DELLAPIANE nach
je einem Längsschnitt im Naseneingang durch Schleimhaut und Knorpel
vermittels durchgreifender Nähte das Nasenlumen zusammen. Die Nähte
werden über Heftpflaster und kleinen Perlmutterknöpfen außen geknotet,
um ein Einschneiden zu vermeiden.

5. Nasenflügelverschmälerung.

Breite Nasenflügel werden durch eine durchgehende Excision im
oberen Anteil der Nasen-Wangenfurche verschmälert (Weir).

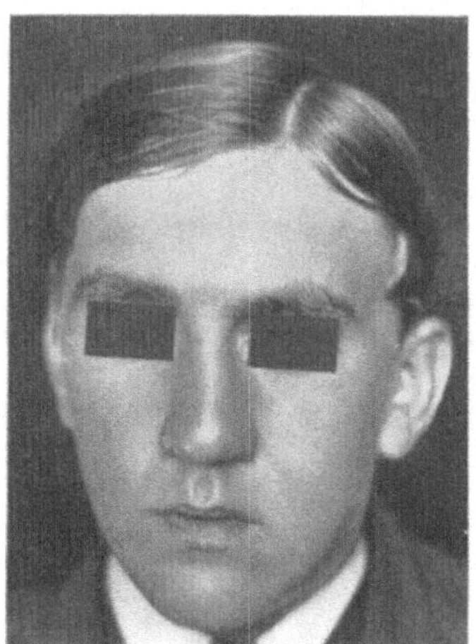 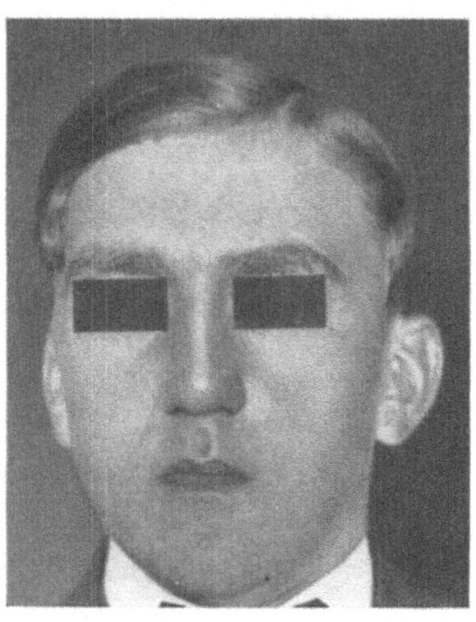

a   b

Abb. 25. Verschmälerung breiter Nasenflügel nach WEIR.

6. Verkürzung der Nasenflügel.

Besondere Länge der Nasenflügel kommt manchmal als angeborene
und symmetrische Erscheinung vor. Einseitig trifft man sie bei höheren

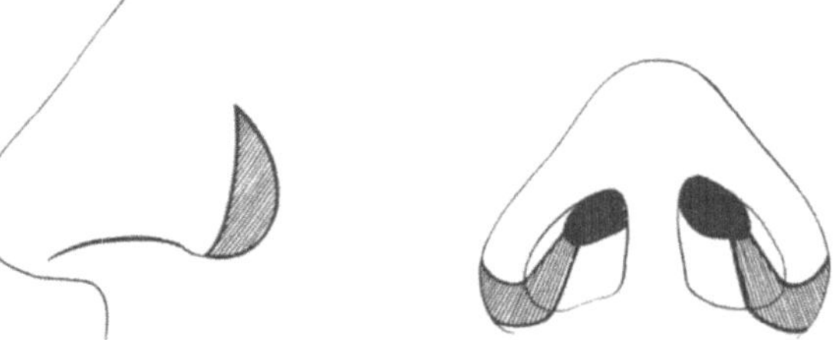

Abb. 26. Nasenflügelverkürzung nach WEIR.

Graden von Schiefnasen, dann bei asymmetrischen Nasen infolge Verziehung der unteren Nasenhälfte und bei durch Hasenscharten resp.
Gaumenspalten deformierten Nasen. Im ersteren Fall zeigen die Flügel

gewöhnlich eine stärkere Ausladung vor ihrem lateralen Ansatz. Die besondere Länge ist scheinbar, wenn die Höhe der Nasenspitze gering ist.

Die Verkürzung geschieht gewöhnlich durch Excision eines sichelförmigen Streifens aus allen Schichten, dessen lateraler Rand in der Nasenwangenfalte liegt (Weir). Die Narbe ist aus diesem Grund kaum sichtbar. In manchen Fällen kann trotz der auffälligeren Narbe eine Excision in der Spitzengegend in Betracht kommen, wenn eine Verschmälerung der Nasenspitze oder eine Versetzung des medialen Flügelanteiles wünschenswert erscheint.

7. Nasenverkleinerung bei Rhinophym.

Wir kennen zwei Formen von Rhinophym, zwischen denen sich allerdings Übergänge finden. Sie unterscheiden sich am auffälligsten

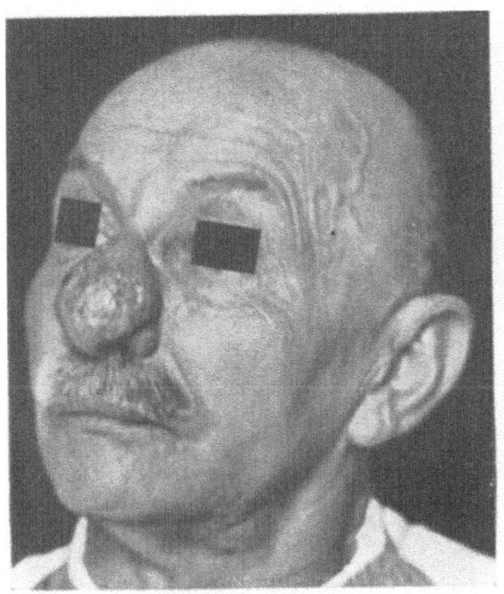
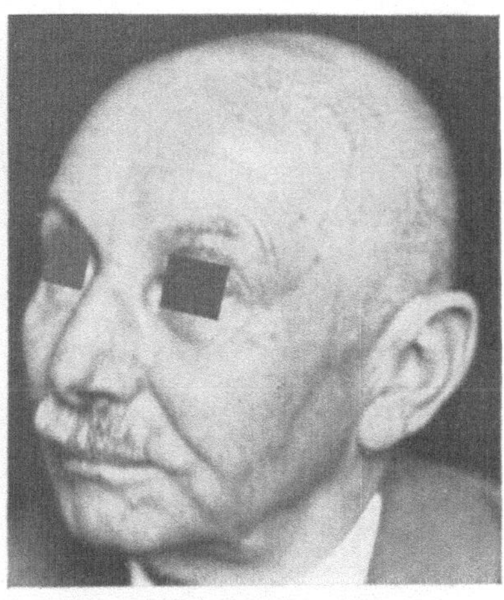

Abb. 27. Talgdrüsenrhinophym geheilt durch Dekortikation mittels Elektrokauter.

durch ihren histologischen Aufbau. Der erste Typus ist durch die auffallende Hyperplasie der Talgdrüsen charakterisiert, bei dem anderen überwiegt die Proliferation von Bindegewebe und Gefäßen. Makroskopisch ist die eine Form durch ihre verruköse Oberfläche ausgezeichnet, aus der bei Druck massenhaft Comedonen auszupressen sind, während die andere eine mehr glatte dicht von kleineren und größeren Venen durchzogene Haut aufweist. Der Gefäßreichtum ist übrigens beiden Formen eigentümlich. Die zweite Form scheint auf chronischen Entzündungsvorgängen zu beruhen, die sich auch auf die angrenzenden Knorpelpartien erstrecken. Diese erscheinen infolgedessen manchmal ebenfalls verdickt.

Die Rhinophymoperation hat schon eine bis ins 17. Jahrhundert zurück reichende Geschichte. Die auch heute noch üblichen Operationsmethoden basieren auf den Methoden LANGENBECKs, DIEFFENBACHs und ihrer Zeitgenossen. Für das Talgdrüsenrhinophym ist die Abtragung des Tumors bis auf die Talgdrüsenenden, wie sie OLLIER genauer beschrieben hat, die Methode der Wahl. Da die oft starke Blutung aus

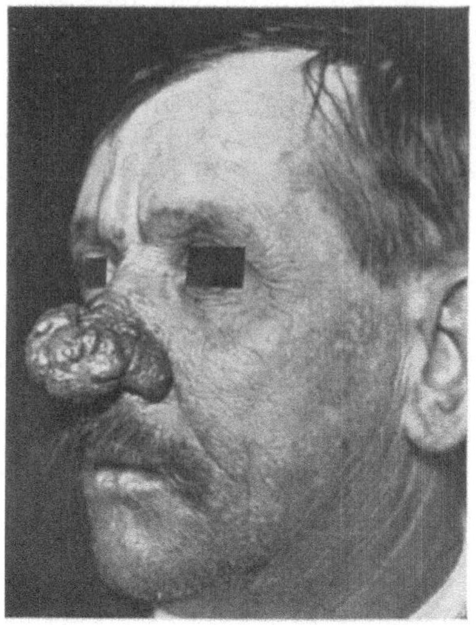
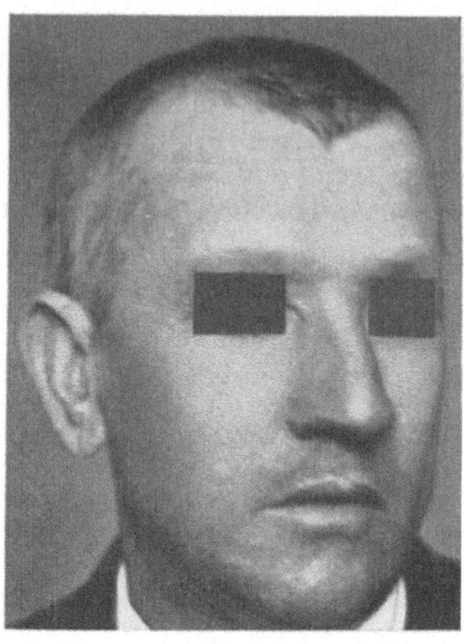

Abb. 28. Talgdrüsenrhinophym nach Dekortikation mittels Elektrotomie geheilt.

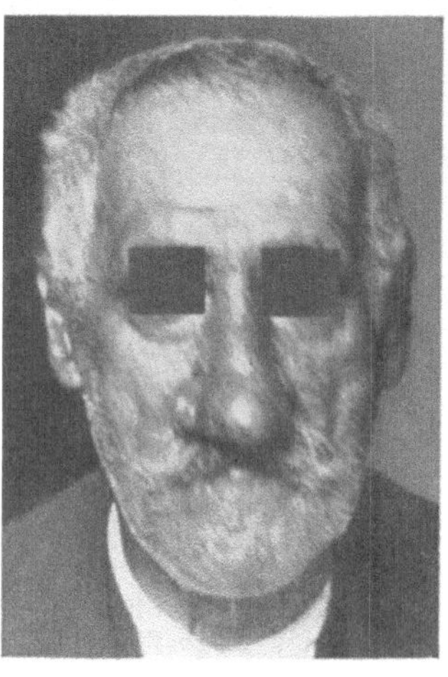
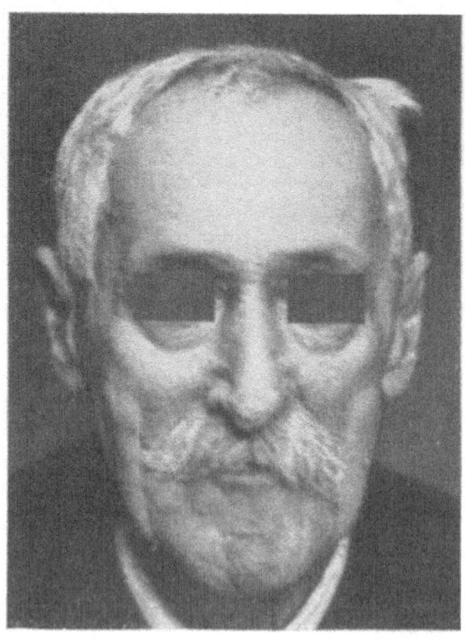

Abb. 29. Bindegewebsrhinophym durch subcutane Ausschälung (nach WEINLECHNER) beseitigt.

den zahlreichen Gefäßen bei der mürben Beschaffenheit des Gewebes die Arbeit kompliziert, hat schon dieser Autor die Verwendung des Thermokauters empfohlen. Derselbe erleichtert auch die Glättung der Oberfläche. Neuerer Zeit ist an seine Stelle vielfach der Kaltkauter getreten, wie ihn *Verfasser* vor 20 Jahren empfohlen hat. Auch das ganz moderne elektrische Schneideverfahren (Elektrotomie) eignet sich für diesen Zweck. Zu beachten ist, daß bei der Abtragung der Tumoren nicht über die Talgdrüsenenden hinausgegangen wird, von denen aus eine rasche und vollkommene Überhäutung der Wundfläche erfolgt, die gar nicht als Narbe zu erkennen ist. Gerät man aber über diese Zone hinaus, so erhält man eine charakteristische Granulationsnarbe. In den Anfangsstadien dieser Erscheinung genügt die Oberflächenkauterisation, die aber so energisch durchgeführt werden muß, daß sie in dieselbe Schicht wie im früheren Fall gelangt.

JOSEPH spricht sich für die subcutane Ausschälung der Tumormassen, wie sie schon früher von WEINLECHNER, LIEBMANN und anderen ausgeführt wurde, bei den Anfangsstadien des Rhinophyms aus. Dieselbe wird von einem dem Nasenlochrand parallelen Schnitt im Vestibulum aus vorgenommen (Joseph), wenn man nicht vorzieht, von einer (Weinlechner, Liebmann) Incision am Nasenrücken die Hautlappen aufzuklappen. Unter diesen Lappen wird das Tumorgewebe bis auf den Knorpel mit dem Messer abgetragen. Die wieder darübergedeckte Haut wird dann durch Naht geschlossen. Verfasser ist der Ansicht, daß diese Methode nur für die drüsenarmen Formen in Betracht kommt, wo man wegen der mangelhaften Überhäutung die Hautbedeckung braucht. Für diese sind auch unter Umständen verschieden geformte, Haut, Tumorgewebe und verdickte Knorpelanteile enthaltende Excisionen in Erwägung zu ziehen, wenn dadurch eine befriedigende Form erzielt werden kann. Schlimmsten Falles wird der Tumor samt der Haut abgetragen und der Defekt durch eine Hautplastik gedeckt. *Verfasser* hat diese Eingriffe immer in Lokalanästhesie vorgenommen, wie dies schon BRAUN empfohlen hat.

8. Verkleinerung von Nasen mit akromegalem Typus.

Die Vergrößerung der Nase bei Akromegalie erfolgt meist im Sinne einer Verdickung nach allen Richtungen und betrifft alle Anteile. Da die Haut daran in beträchtlichem Maße teilnimmt, genügen Reduktionen am Gerüst nicht. Es bleibt also in diesen Fällen nichts übrig, als von außen her durchgehende Excisionen zu machen, wie es schon LANGENBECK, DIEFFENBACH u. a. getan haben. Es kommen Längs- und Querexcisionen in Form von Keilen in Betracht. Auch Excisionen in Form eines verkehrten T oder Y eignen sich zur gleichmäßigen Verkleinerung. Außerdem können Verschmälerungen des Septums durch Excisionen aus den seitlichen Teilen der Columna oder Flügelverkürzungen nach Weir nötig sein.

Literatur zu Nasen-Verkleinerungsplastiken.

ADLER, H.: Acta oto-laryng. (Stockh.) **10**, H. 1 (1926).
BALSINGER: Amer. J. Surg. **36** (1922).
BOURGUET: Otol. internat. **1926**, Nr 10. — Norb. Maloine. Paris 1927.
DELLAPIANE, R.: Rev. méd. lat.-amer. **15**, 1055.
DIEFFENBACH: Operat. Chir., 1845.
DUFOURMENTEL: Ann. Mal. Oreille **46**, No 8 (1925).
EITNER: Wien. med. Wschr. **1913**, 26; **1922**, 26; **1931**, 121. — Med. Klin. **1921**, 30; **1926**, 26. — Wien. klin. Wschr. **1910**, 5; **1927**, 28, 46.

GOODALE: Boston med. J. **1901**, 14.
JOSEPH: Berl. klin. Wschr. **1898**, Nr 40; **1904**, Nr 24.
KATZ-BLUMENFELD-PREYSING: Handbuch der speziellen Chirurgie des Ohres und
    der oberen Luftwege. Würzburg: Curt Kabitzsch 1919.
— Nasenplastik und sonstige gesamte Plastiken nebst einem Anhang über Mamma-
    plastik. Leipzig: Curt Kabitzsch 1929—1931.
KOCH, F.: Ther. Mh., Febr. **1908**. — Berl. klin. Wschr. **1913**.
LIEBMANN: Inaug.-Diss. 1926.
LOTHROP: Boston med. J. **1914**, 835.
MONKS: Boston med. J. **1898**, 262.
MOSZKOWICZ: Wien. klin. Wschr. **1930**.
NELATON et OMBREDANNE: Les autoplasties. Paris 1907.
NAGY: Med. Klin. **1925**, Nr 34.
NEUDÖRFER: Wien. klin. Wschr. **1903**, Nr 43.
PIERCE: Surg. etc. 40, 469 (1925).
RETHI, A.: Z. Ohrenheilk. **1927**, Nr 18. — Chirurg 1 (1929).
ROE: Medic. Reform 1878.
SHEEHAN: Arch. of Otolar. **1931**, 13.
SMITH, H. L.: Boston med. J. **32**, 477 (1895).
WEIR, R.: N. Y. med. J. **1892**, 452.

C. Verschiebungsplastiken.

1. Schiefnasenkorrekturen.

Schiefnasen sind durch eine Abweichung der Nasenrückenlinie von
der Mittellinie des Gesichtes charakterisiert. Wir unterscheiden nach
der Entstehungszeit zwei Gruppen unter den Schiefnasen: Angeborene
und später erworbene. Die angeborenen findet man seltener. Sie sind
meist mit anderen Schädelasymmetrien oder Entwicklungsstörungen
vergesellschaftet. Die erworbenen teilen sich wieder in durch Trauma
entstandene und solche, die sich infolge von Unregelmäßigkeiten in den
Wachstumsverhältnissen entwickeln. Die letztere Form ist die weitaus
häufigste. Leichtere Grade sind eine alltägliche Erscheinung. Jeder
dieser Fälle ist der Ausdruck einer allgemeinen Septumverkrümmung.
Bekanntlich sind vollkommen regelmäßige Septa eine Seltenheit.
Allerdings korrespondiert der Grad der äußeren Abweichung sehr häufig
nicht mit dem der inneren Deviation. Wir sehen oft hochgradige
Deviationen, die äußerlich gar nicht zum Ausdruck kommen, während
andererseits hochgradige Schiefnasenbildung manchmal einer ganz
mäßigen Deviation entspricht.

Therapeutisch unterscheiden wir ebenfalls zwei Gruppen unter den
Schiefnasen; die knöchernen und die knorpeligen.

Bei den letzteren erstreckt sich die Abweichung nur auf den
knorpeligen Anteil der Nase, während bei den ersteren auch das
knöcherne Nasendach daran beteiligt ist. Die Asymmetrie bezieht sich
entweder nur auf den Nasenrücken, sie kann sich aber auch auf die
übrigen Teile der Nase, sowie auf das benachbarte Gesichtsskelet aus-
dehnen.

Die subcutane Korrektur der knorpeligen Schiefnase reicht bis auf
DIEFFENBACH zurück. Derselbe beschreibt bereits 1845 eine subcutane
Abtrennung des vorderen Nasengerüstes mit darauffolgendem korri
gierendem Heftpflasterverband.

Lossen korrigierte 1884 eine knorpelige Schiefnase durch Septumresektion vom Munde aus. Ein ähnliches Vorgehen beschreibt später Winkler. Die Mobilisierung des knöchernen Nasengerüstes stammt von Trendelenburg. Er durchmeißelte die Processus frontalis und trennt die Nasenbeine von einem Hautschnitt an der Nasenwurzel aus ab. In manchen Fällen erwies es sich als notwendig, das Septum an seiner Insertion am Boden der Nasenhöhle abzumeißeln. 1898 berichtet Monks über Schiefnasenkorrekturen, die mittels zweier eigenartiger Instrumente von einer Incision in der Mittellinie der Columna aus vorgenommen werden. Goodale berichtet 1901 über eine Serie von 22 Fällen, die er folgendermaßen operiert hat. Er incidiert mit einer Schere am unteren Rande des Triangularis, durchsticht das Septum und schneidet den oberen Rand als 1 cm breiten Streifen bis an die Grenzen der Perpendicularis ab. Der knöcherne Teil wird eventuell mit einer Säge durchschnitten. Auch zur Abtrennung der knöchernen Seitenwände wird eine Säge benützt. Die Mobilisierung wird durch einige Hammerschläge vervollständigt. Das Resultat wird durch eine von einem Stirnband wirkende Pelotte fixiert. 1907 berichtet Joseph ebenfalls über Schiefnasenkorrektur. Auch er bedient sich der Säge zur Durchtrennung der Seitenwände. An der Breitseite wird an Stelle der einfachen Durchschneidung ein Keil excidiert. Infraktion der

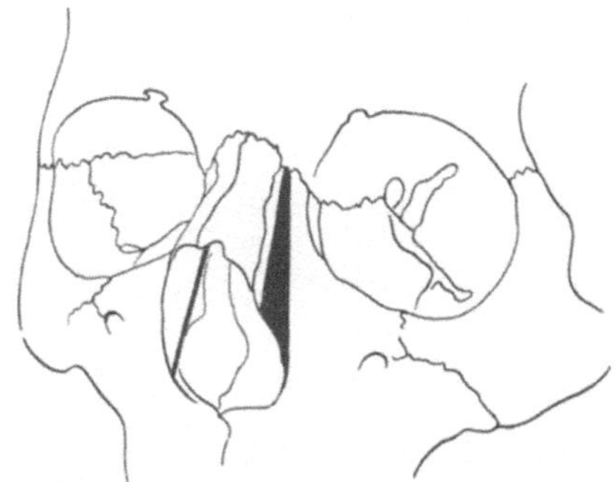

Abb. 30. Mobilisierung des knöchernen Nasendaches zur Schiefnasenkorrektur nach Joseph.

Stirnbeinverbindung durch Fingerdruck oder ebenfalls Hammerschläge mit Hilfe eines eigenen Instrumentes (Rhinoklast). Resektionen am Septum werden nur bei äußerlich sichtbaren Ausladungen (seitlicher Höcker) empfohlen. Nachbehandlung mittels eines ähnlichen Pelottenapparates.

Hingegen betont F. Koch (1908, 1913) die Notwendigkeit der Regulierung des knöchernen Septums. Er wählt die Stelle zur Durchschneidung desselben nach der Konfiguration der Seitenwände und excidiert anstatt des Keiles manchmal rechteckige oder rhombische Stücke der Breitseite des knöchernen Nasendaches.

Für die Korrektur der knorpeligen Schiefnase empfiehlt Joseph 1907 die Attraktion des viereckigen Knorpels, indem er ihn an einem im Seitenrande der Apertura pyriformis gesetztes Loch im Knochen anschlingt. Koch schneidet 1908 mit einer eigens konstruierten Schere den hinteren Teil des Septums in radiäre Streifen (Sektoren), vernäht dieselben dann wieder in veränderter Stellung und fixiert sie dann durch Verband. Brandenburg bedient sich einer Anzahl für die verschiedenen Konfigurationen konstruierter, den Pean-Klemmen ähnlicher Zangen, mit denen im Chloräthylrausch der Knorpel und die angrenzenden Knochen in allen Ebenen und Richtungen, besonders in ihren Verankerungs-

stellen ohne Verletzung der Schleimhaut gebrochen werden, so daß
die einzelnen Teile wie Scherben zwischen den Schleimhautwänden
liegen. Durch kräftige Tamponade werden die Stücke in richtiger
Stellung festgehalten und das ganze überkorrigiert.

Verfasser hat vor längerer Zeit das Vorgehen Goodales wieder auf-
gegriffen und submukös durchgeführt. Die Durchschneidung der
knöchernen Seitenwände geschah ähnlich wie bei Koch je nach
Erfordernis an geeigneter Stelle. Auch mehrfache Durchschneidung
wurde beschrieben. Gleichzeitig wurde aber auf die Wichtigkeit einer
Septumregulierung hingewiesen. Auch WOJASCHEK hebt dieses Moment

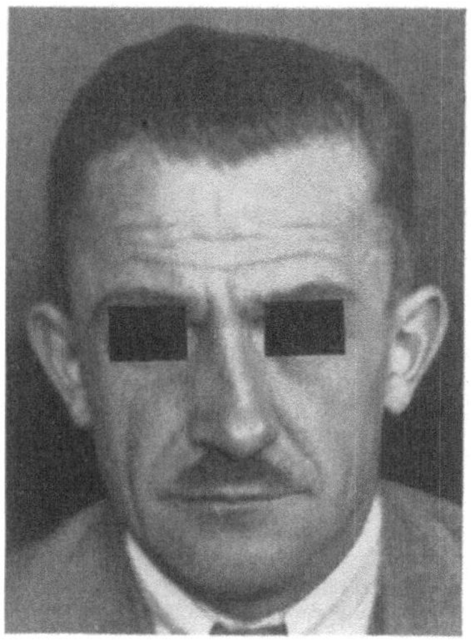
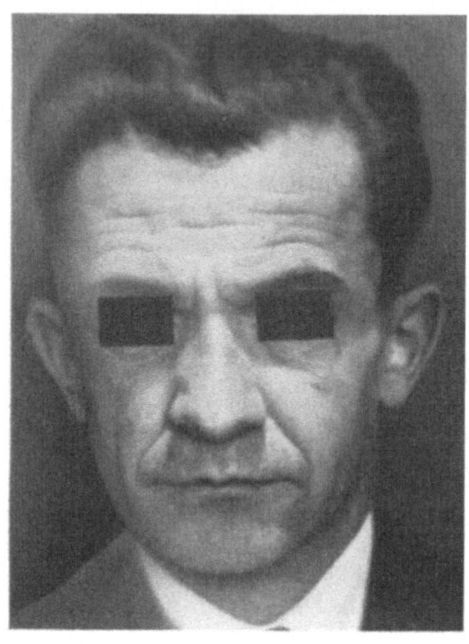

a   b

Abb. 31. Knorpelige Schiefnase durch Septumresektion und äußere Nachbehandlung
korrigiert.

hervor. Neuester Zeit erwähnt JOSEPH ebenfalls die Notwendigkeit von
Resektionen bei starrem Septum.

Jede Schiefnasenkorrektur soll mit einer Untersuchung des Septums
beginnen. Die Rezidivneigung, die wir so oft nach Schiefnasenkorrekturen beobachten, beruht zum großen Teil auf der Wirkung des
Septums. Nur wenn die Abweichung beim Erwachsenen auf traumatischem Wege entstanden ist, kann dieser Umstand in den Hinter-
grund treten. Betrifft die Deviation nur den knorpeligen Anteil des
Nasenrückens, so genügt oft eine ausgiebige submuköse Fensterresektion
mit nachfolgender Fixierung des Nasenrückens in richtiger Stellung zur
Korrektur. Ansonsten wird die weitere Korrektur unmittelbar an-
geschlossen. Die Ausführung der Resektion in einer vorangehenden
Sitzung hat sich als nicht zweckmäßig erwiesen, da die Septumnarbe
auch im Sinne der Verziehung wirkt.

Die Fortsetzung besteht in einer Schleimhautincision auf der Seite
der Abweichung, während die Septumresektion gewöhnlich von der
anderen Seite aus erfolgt ist. Sie sitzt in der Plica, ähnlich der Incision

bei Höckerabtragungen. Bei knöchernen Schiefnasen wird sie lateral etwas verlängert. Sodann wird die Nasenrückenhaut in entsprechendem Ausmaße abgehoben. Der nächste Schritt ist die Abhebung der Nasenschleimhaut im Operationsbereiche. Bei der knorpeligen Schiefnase

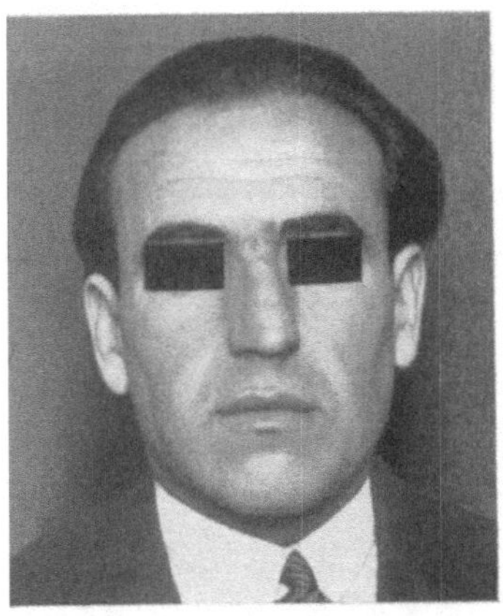
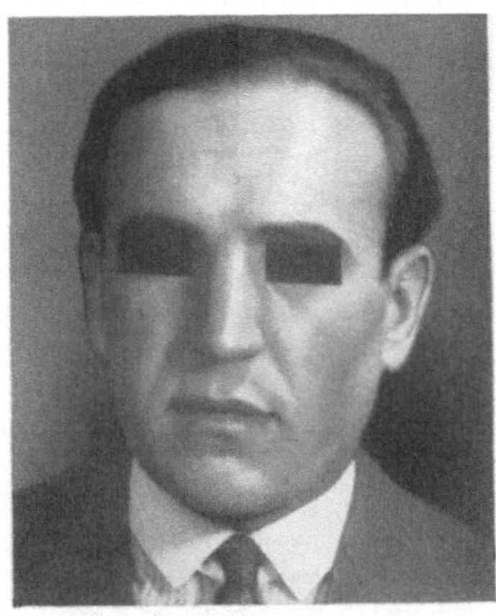

Abb. 32. Knöcherne Schiefnase mit einseitiger Abweichung korrigiert durch subcutansubmuköse Mobilisierung des knöchernen Nasendaches (EITNER).

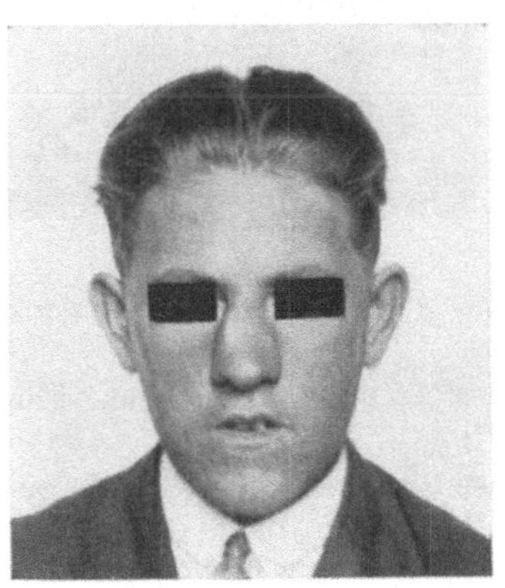
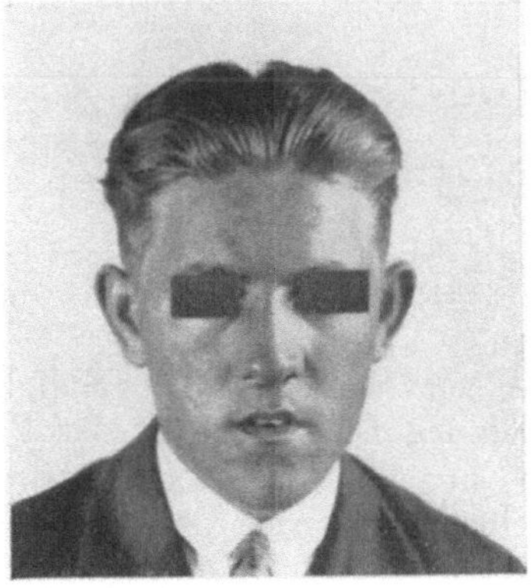

Abb. 33. Skoliotische Schiefnase durch submuköse Regulierung des knöchernen Nasendaches (EITNER) und des Septums korrigiert.

folgt nun an der Schmalseite eine Abtrennung des knorpeligen Nasendaches (Triangularis) vom knöchernen bis zur Mittellinie. Der vordere Anteil der Nase ist nun genügend mobilisiert. Schleimhautnaht mit Catgutfäden. Er wird durch 8—10 Tage mittels Heftpflasterstreifen in überkorrigierter Stellung fixiert.

Bei knöchernen Schiefnasen erfolgt die Mobilisierung des knöchernen Nasendaches dadurch, daß die Seitenwände desselben durchschnitten, während die nasofrontale Verbindung durch Fingerdruck eingebrochen wird. Ist die letztere sehr stark, so kann die Prozedur durch Hammerschläge unter Benützung einer Zwischenlage gefördert werden. Die Lage dieser Schnitte richtet sich nach der Form des knöchernen Nasendaches. Die Schnittführungen konvergieren gegen die Nasenwurzel. Bei starker Abweichung kann eine Excision auf der Breitseite, bei Aus- oder Einbuchtung eine mehrmalige Durchschneidung von Vorteil sein. Dieselbe wird im dünneren medialen Anteil mit der Kneippzange (Abb. 18), im stärkeren lateralen mit dem Meißel durchgeführt. Das Periost wird nicht abgehoben. Für die Mobilisierung der Lamina perpendicularis wird bereits bei der Septumresektion gesorgt. Ist die Asymmetrie der beiden Nasenseiten eine bedeutende, so wird auch eine Verschmälerung

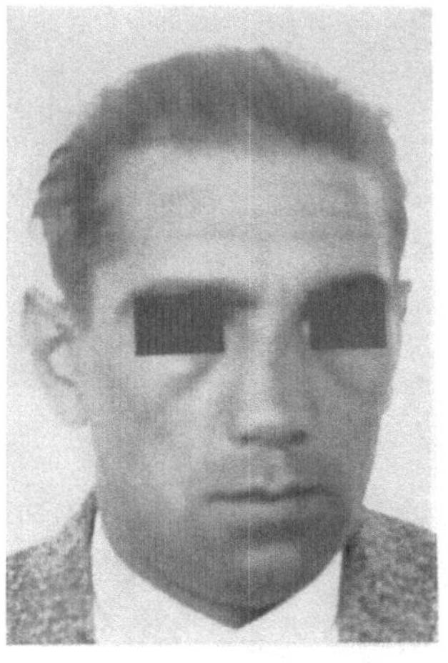 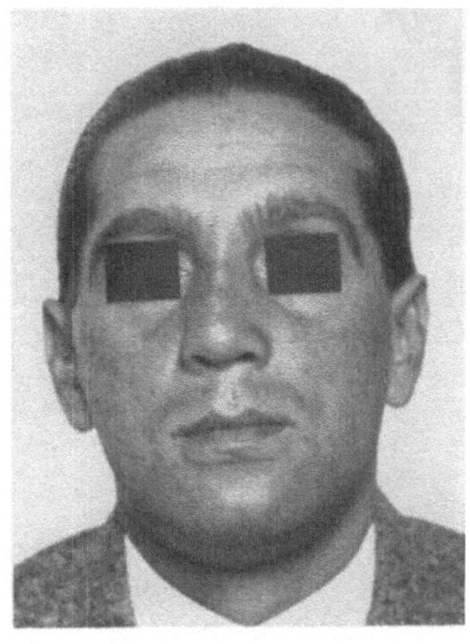

a   b

Abb. 34. Skoliotische Schiefnase leichten Grades durch Elfenbeineinlage (EITNER) korrigiert.

der einen Nasenseite notwendig. Dieselbe besteht in einer Flügelverkürzung nach Weir auf der Breitseite.

Nicht selten ist die Deviation des Nasenrückens eine doppelte, indem derselbe zuerst nach der einen Seite, dann aber nach der entgegengesetzten abweicht. Die erste Abweichung sitzt gewöhnlich im Bereich der knöchernen Nase, die zweite hinter der Nasenspitze (skoliotische Schiefnase). Die Korrektur erfordert eine Verschiebung des knöchernen Nasendaches, an die sich die Regulierung der Spitzendeviation schleißt (S. 35). Leichte Grade von skoliotischer Schiefnase hat *Verfasser* wiederholt durch Einkeilen von Implantaten unter der Nasenrückenhaut korrigiert.

Die Nachbehandlung bei den meisten Schiefnasenkorrekturen besteht zunächst in einer Fixierung in überkorrigierter Stellung. Dieselbe erfolgt durch einen Heftpflasterstreifen. Die Attraktion des viereckigen Knorpels (Joseph) erscheint entbehrlich. Ohne Septumresektion ist auch auf diesem Wege eine ausreichende Veränderung kaum zu erzielen, nach derselben genügt der Heftpflasterstreifen. Auch die Anwendung von Korrekturapparaten ist bei genügender Kontrolle nicht nötig. Wo dieselbe nicht möglich ist, kann die Anwendung eines solchen empfohlen werden. Er besteht aus einem Stirnband, von dem ein oder zwei verschiebliche Pelotten ausgehen. Solche Apparate wurden in ähnlicher Weise von LOSSEN, WALSHAM, TRENDELENBURG, GERBER, JOSEPH konstruiert. Der letztere ist im Handel am leichtesten erhältlich. Er soll durch 6—8 Wochen täglich einige Stunden lang getragen werden.

2. Korrektur der seitlichen Deviationen der Nasenspitze.

Seitliche Abweichungen der Nasenspitze sind in leichteren Graden ungemein häufig, aber auch höhere Grade kommen nicht so selten vor. Sie treten isoliert auf oder zeigen sich kombiniert mit Schiefnasenbildung oder wenigstens mit Verkrümmungen der Scheidewand. Bei Schiefnasen kann die Spitzendeviation auch nur eine scheinbare sein und durch die Krümmung des Nasenrückens vorgetäuscht werden. Abweichungen der Nasenspitze können auch durch Verziehungen der unteren Nasenhälfte infolge von Mißbildungen oder Defekten bedingt sein.

Verfasser verwendet für die Korrektur von Nasenspitzendeviationen eine dreieckige Excision aus dem knorpeligen Nasendach auf der der Abweichung entgegengesetzten Seite. Der Eingriff gleicht vollkommen dem Vorgehen bei der Verkürzung des Nasenrückens, nur daß er bloß einseitig vorgenommen wird. Die Fixation geschieht hier durch zwei Schleimhaut und Knorpel durchdringende Seidennähte.

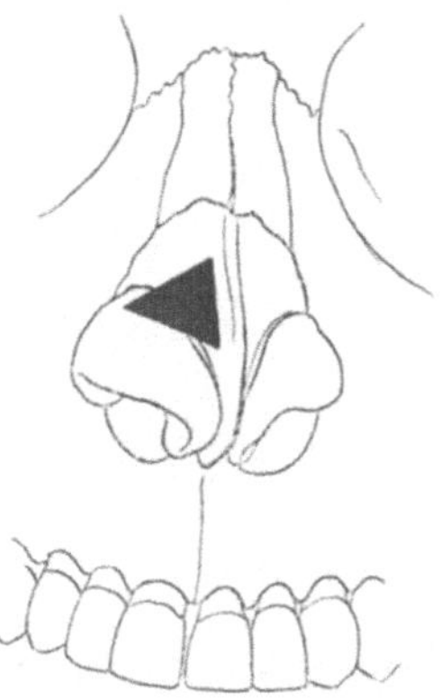

Abb. 35. Einseitige Knorpelexcision aus dem Nasendach bei Spitzendeviation nach EITNER.

Die Septumnaht erübrigt sich. Bei Verziehungen der Nasenspitze durch Defekte oder Mißbildungen sind meist Ersatzplastiken nötig.

3. Korrektur der vorspringenden Nasenspitze.

Vorspringende Nasenspitzen finden sich gewöhnlich bei niederen Nasenrücken. Die dankbarste Korrektur ist dann gewöhnlich die Hebung des Nasenrückens durch ein Implantat. Es gibt aber auch Fälle, bei denen der Nasenrücken so hoch ist, daß eine Herabsetzung der Spitze wünschenswert erscheint.

JOSEPH empfiehlt für die Korrektur dieses Fehlers drei Methoden. Als erste die intranasale Streifenexcision, die auch zur Verschmälerung der Nasenspitze dient. *Verfasser* hält diese Methode weder für die Verschmälerung (s. S. 25) noch für die Zurücksetzung der Spitze für wirksam, weil die äußere Haut für die vorübergehende Erhaltung der Spitzenform sorgt und die Narbe die alten Verhältnisse wieder herstellt.

Als zweite empfiehlt JOSEPH einen horizontalen Schnitt durch das häutige Septum. Der nach einigen Monaten eintretende Narbenzug soll

genügen, um die Nasenspitze herabzuziehen. Auch diese Wirkung hält
Verfasser nur in Ausnahmefällen für ausreichend.

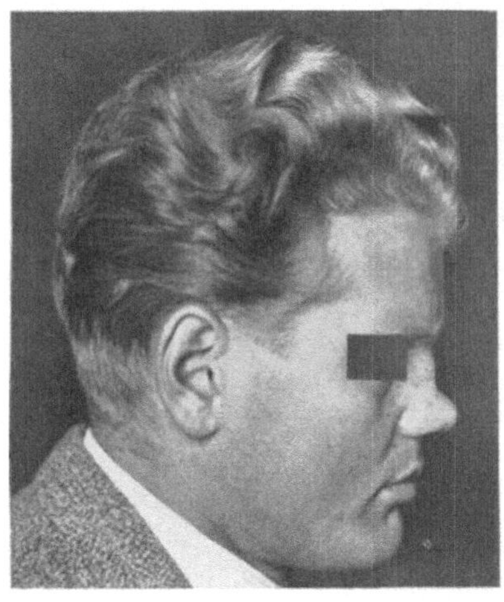
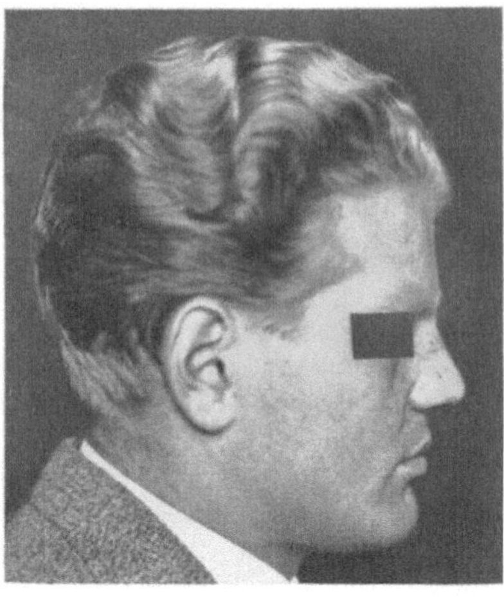

a   b

Abb. 36. Vorspringende Nasenspitze durch Regulierung der oberen Quadrangulariskante
und Excision aus dem Septum mobile (EITNER) korrigiert.

Die dritte schildert JOSEPH folgendermaßen: „Ich schneide aus dem
Septum, und zwar nahe dem häutigen Rande, ein viereckiges Stück
unter Schonung der äußeren Haut heraus, einschließlich der eingelagerten

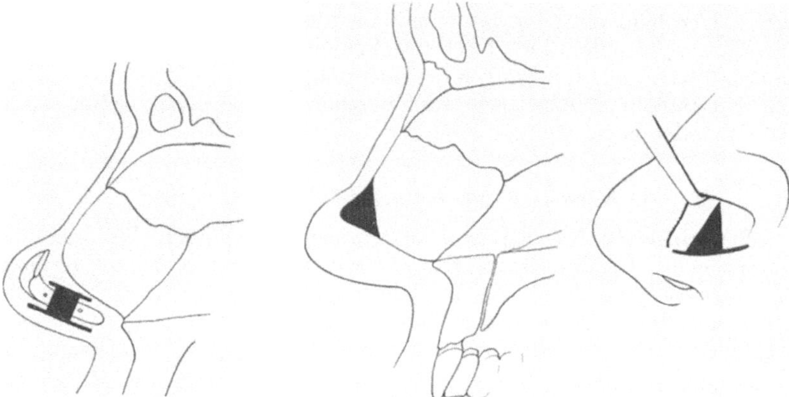

Abb. 37. Zurücksetzung der   Abb. 38. Resektion der vorderen oberen Quadrangularis-
Nasenspitze nach J. JOSEPH.   kante. Excision aus dem Septum mobile nach EITNER.

Partien des Spitzenknorpels, und nähe dann die senkrechten Wundränder zusammen." Durch eine derartige Excision kann man, wenn
die Heilung glatt erfolgt, tatsächlich eine Zurückziehung der Nasenspitze erzielen.

Verfasser hält es für zweckmäßig, die Spannung, welche die Nasenspitze in ihrer Position erhält, durch eine Resektion der vorderen oberen Quadrangulariskante zu mildern. Dies geschieht von einer parallel zur vorderen Quadrangulariskante verlaufenden Incision aus. Das Herabziehen der Spitze geschieht durch eine dreieckige Excision aus dem Septum mobile.

4. Hebung der Nasenspitze.

Niedrige Nasenspitzen kommen außer bei Plattnasen und niedrigen Nasenrücken manchmal auch bei sonst ganz normal gebauten Nasen vor. Die Nasenspitze macht dann den Eindruck eigenartigen Tiefstehens oder Herabhängens. Derselbe ist um so auffälliger, wenn der Nasenrücken im übrigen Verlauf respektable Höhen aufweist, wie z. B. bei Krumm- und Höckernasen.

Zur Korrektur dieses Standes der Nasenspitze genügt oft die Nasenrückenverkürzung, wie sie *Verfasser* an anderer Stelle beschrieben hat (S. 15).

JOSEPH reseziert das Septum membranaceum samt den angrenzenden Knorpelrändern und näht die vorgezogene Nasenspitze an den viereckigen Knorpel an. Da dieser Eingriff eine merkliche Verdickung der Nasenspitze durch die Anschoppung der äußeren Haut zur Folge hat, ist es oft notwendig, daran eine Nasenspitzenverschmäle-

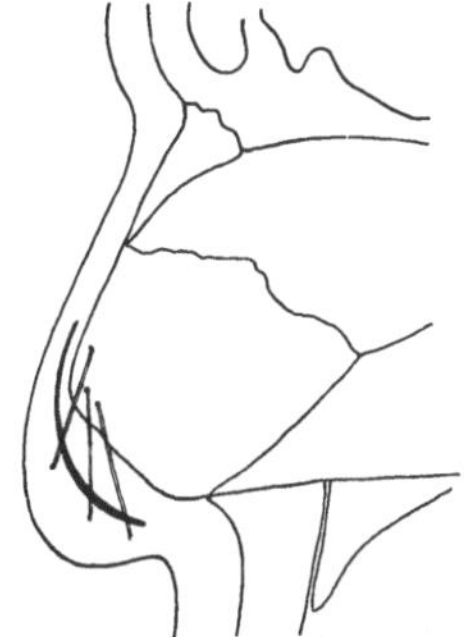

Abb. 39. Verziehende Naht zur Hebung der Nasenspitze nach EITNER.

rung zu schließen. *Verfasser* hat in verschiedenen Fällen durch einen im Septum membranaceum beginnenden über den vorderen, oberen Quadrangulariswinkel hinwegziehenden Bogenschnitt mit nachfolgender verziehender Naht ähnlichen Effekt erreichen können.

5. Korrekturen von Aus- und Einbuchtungen der Seitenwände des knöchernen Nasendaches.

Die Seitenwände des knöchernen Nasendaches zeigen manches Mal eine Wölbung ihrer Flächen. Dieselbe kann im Sinne einer Ausbuchtung oder aber auch einer Einbuchtung bestehen. Die Erscheinung wird selten einseitig angetroffen, manchmal findet man sie beiderseits korrespondierend, häufiger in entgegengesetzter Richtung. Diese Form findet sich als Komplikation von knöchernen Schiefnasen.

JOSEPH, der das einseitige Vorkommen dieser Erscheinung erwähnt, spricht von einem seitlichen Knochenhöcker, resp. von einer seitlichen Sattelnase. Er empfiehlt im ersten Falle subperiostale Abtragung mit der Feile oder einer Säge, im zweiten Ausfüllung der Einbuchtung durch einen frei transplantierten Tibiaspan. Es ist möglich, daß in einzelnen Fällen diese Korrekturen ausreichen, meist wird man aber damit nicht auskommen. Die Abtragung würde sich oft auf den größten Teil der Seitenwand erstrecken müssen und diese ihrer Stütze berauben. Die unauffällige Ausfüllung ist an der Seitenwand viel schwerer, als am Nasenrücken. Sie ist auch nicht am Platze, wenn z. B. die andere Seite eine Ausbuchtung aufweist, weil man sich nach dieser richten und einen neuen Schönheitsfehler erzeugen müßte.

Verfasser hat für diese Zwecke die Eindrückung, resp. Austreibung der Flächenwölbung nach mehrfacher Durchschneidung der knöchernen Seitenwand empfohlen. Dieselbe erfolgt so wie bei der Korrektur der Schiefnase von einer Incision in der Plica aus. Die knöcherne Seitenwand wird ohne Periostabhebung an der Basis, nahe an der Scheidewand und einmal zwischen diesen beiden Stellen mit dem Meißel oder der Kneipzange durchschnitten. Hernach wird die Seitenwand mit dem Finger ein- oder mit einem Elevatorium herausgedrückt. Catgutnaht der Schleimhaut-incision.

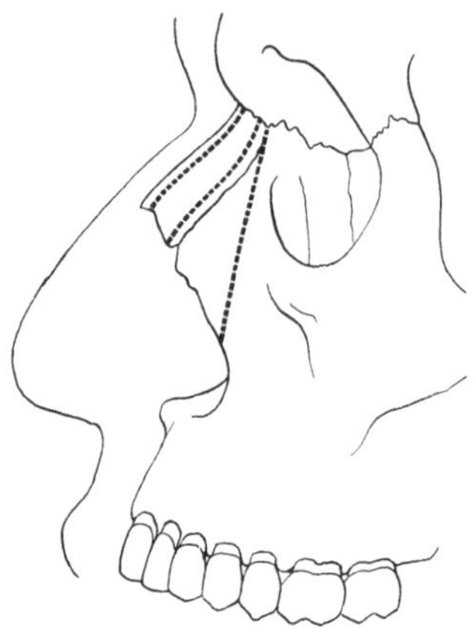

Abb. 40.
Schnittlinien durch das knöcherne Nasendach zur Modellierung desselben nach EITNER.

6. Versetzung der Nasenflügel.

Eine Versetzung der Nasenflügel kann nach verschiedenen Richtungen wünschenswert erscheinen. Breiter Flügelansatz findet sich bei Plattnasen und pathologischen Nasenformen, z. B. in Gesellschaft von Hasenscharten und Gaumenspalten, kann aber auch bei sonst normalen Nasenformen symmetrisch vorkommen. In solchen Fällen sind die Nasenflügel gewöhnlich lang und stark ausladend. Auch scheitel- oder lippenwärts ist der laterale Flügelansatz manchmal verschoben.

Zur medialen oder lateralen Verschiebung des äußeren Flügelansatzes schneidet man den Nasenflügel, sowie bei der Weirschen Flügelverkürzung, in der Nasenwangenfurche ab. Ist der Nasenflügel zu lang, so wird er selbstverständlich bei dieser Gelegenheit verkürzt. In diesem Fall ist ein schräges Beschneiden des Flügels empfehlenswert, um eine breitere Fläche zur Deckung des Defektes am Nasenboden zu bekommen. Hierauf wird die Wunde am Nasenboden am medialen oder lateralen Rand erweitert und der Flügel diesem Rand entsprechend angenäht. Der mediale oder laterale ungedeckt bleibende Teil der Wunde wird der Granulation überlassen. Die Narbe ist in beiden Fällen wenig auffällig. Eine geringe mediale Verschiebung des äußeren Flügelansatzes ist auch ohne äußere Narbe zu erreichen, wenn man im äußeren unteren Vorhofwinkel einen Keil ohne Verletzung der äußeren Haut excidiert.

Bei Verziehung eines Nasenflügels durch Lippen- oder Gaumenspalten ist eine durchgehende Streifenexcision aus Oberlippe und Nasenboden gewöhnlich die einfachste Lösung.

Verschiebung der Nasenflügel in vertikaler Richtung läßt sich durch die Weirsche Ablösung nur in beschränktem Umfang erreichen. Zur Verschiebung des Nasenflügels gegen die Oberlippe ist meist eine plastische Verschiebung, z. B. der verkehrte VY-Schnitt nach Dieffenbach vonnöten.

Will man eine Verschiebung in der entgegengesetzten Richtung, so ist neben der Abtrennung eine Excision, ähnlich der bei der Verschmälerung vorzunehmen. Besteht eine starke Verziehung eines Nasenflügels durch Defekt in der Umgebung oder auf Grund von Mißbildungen, so ist eine Versetzung durch Zuhilfenahme eines Lappens, aus der Wange oder der Oberlippe nicht zu umgehen.

7. Kombinierte Korrekturen.

Man findet häufig Nasenformen, deren Korrektur eine Kombination der geschilderten Methoden erfordert. So wurde das Auftreten von

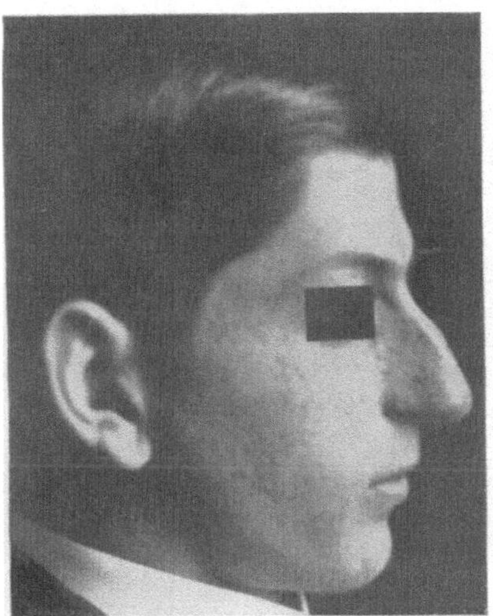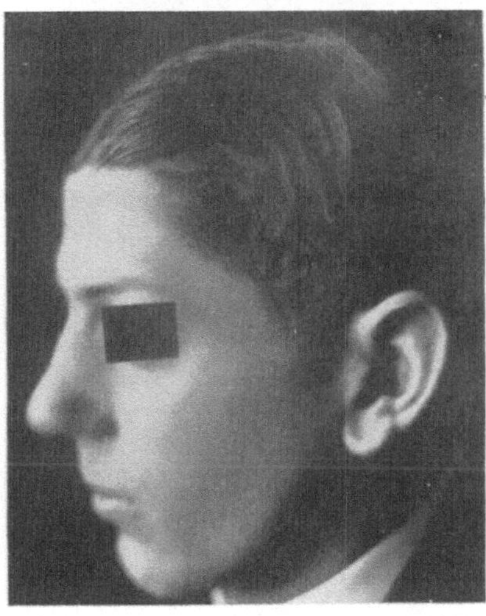

Abb. 41. Lange Höckernase durch Abmeißelung des Höckers und Nasenrückenverkürzung korrigiert.

langen oder breiten Nasenflügeln bei Sattel- und Plattnasen bereits erwähnt. Gegen die gleichzeitige Ausführung beider Korrekturen ist nichts einzuwenden. Ebenso kann man die Flügelverkürzung in einer Sitzung mit einer Höckerabtragung, Nasenverkürzung oder Schiefnasenoperation ausführen. Im letzteren Fall handelt es sich gewöhnlich um einseitige Flügelverkürzungen. Kombination von niederem Nasenrücken und Schiefnasenbildung ist ab und zu anzutreffen. Wenn es sich nicht gerade um eine Abweichung der Nasenspitze handelt und dieselbe nicht allzu hochgradig ist, kann die Korrektur durch entsprechende Formung der Einlage vorgenommen werden, indem dieselbe den verbogenen Teil des Nasenrückens in sich aufnimmt.

Sehr häufig sieht man Höcker- oder Krummnasen, die sich durch besondere Länge, Abweichungen oder besondere Breite des Nasenrückens in irgendeinem Teile seines Verlaufes auszeichnen. Auch stellenweise Einsattlungen kommen im Verlauf dieser hohen Nasenrücken vor, ebenso ist der Tiefstand (Zurücktreten) oder Herabhängen

der Nasenspitze bei diesen Nasenformen eine häufige Erscheinung.
Das gegensätzliche Extrem ist seltener anzutreffen. Auch diese Kom-
binationskorrekturen sind am besten in einem Zuge auszuführen. Bei
der Verbindung von Konvexitätsabtragung und Verkürzung ergibt
sich eine Erleichterung durch den beiderseitigen Zugang. Hier ist submuköse Arbeit besonders zu empfehlen, da eine eventuelle Infektion
zur Opferung des Verkürzungseffektes zwingen würde. Auch bei der
gleichzeitigen Schiefnasenkorrektur oder Verschmälerung des knöchernen
Nasenrückens riskiert man in einem solchen Fall die Ausstoßung von

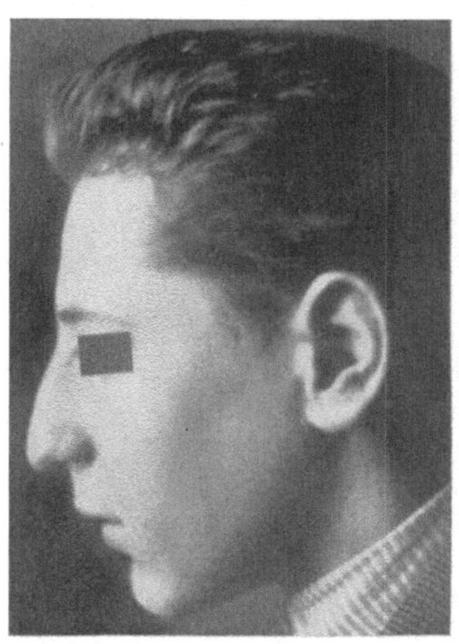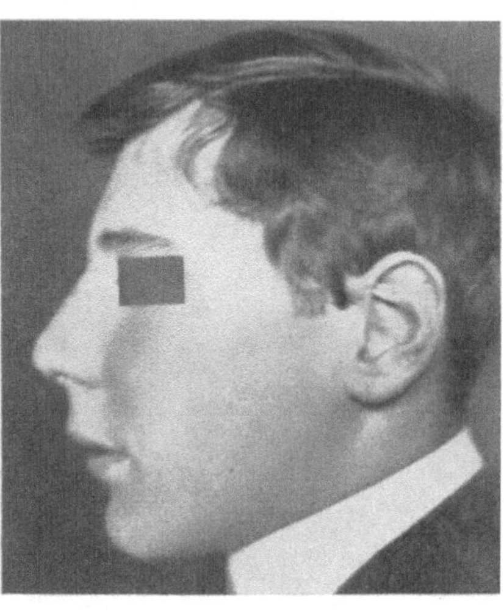

Abb. 42. Lange Krummnase durch subcutan - submuköse Abtragung der Konvexität und
Verkürzung (EITNER) korrigiert.

Knochenteilen. Bei Einsattlung im Verlaufe eines konvexen Nasenrückens kann man die abgetragenen Teile zur Ausfüllung der Einsattlung
verwenden, wie *Verfasser* seinerzeit empfohlen hat. Später berichten
auch METZENBAUM und JOSEPH über solche Fälle. Auch hier ist die
submuköse Arbeit dringend zu empfehlen. Andernfalls hat man mit
häufigen Infektionen zu rechnen, auch wenn man, wie JOSEPH die
Nasenschleimhaut von der Unterseite des Implantates entfernt.

Nur bei Kombination von Höcker- oder Schiefnasenkorrektur mit
Nasenverkürzung und Spitzenhebung zieht Verfasser es vor, den dritten
Teil der Operation in einer späteren Sitzung vorzunehmen.

Literatur zu Nasen-Verschiebungsplastiken.

BRANDENBURG: Dtsch. med. Wschr. **1903**, Nr 7. — Z. Ohrenheilk. **1913**, H. 3/4.
DIEFFENBACH: Operat. Chir., Bd. 1, S. 367. 1845.
EITNER: Med. Klin. **1921**, 30; **1923**, Nr 8; **1926**, 26; **1929**, Nr 15. — Wien. med.
    Wschr. **1922**, 46; **1931**, 21. — Wien. klin. Wschr. **1927**, 28; **1930**, 41.
GERBER: Dtsch. med. Wschr. **1907**, 509.
GOODALE: Boston med. J., Nov. **1901**.

JOSEPH: Dtsch. med. Wschr. **1907**, Nr. 49.
— KATZ-BLUMENFELD-PREYSING: Handbuch der speziellen Chirurgie des Ohres und der oberen Luftwege. Würzburg: Curt Kabitzsch 1912, 1919.
— Nasenplastik und sonstige Gesichtsplastik nebst einem Anhang über Mammaplastik, Bd. 2. Leipzig: Curt Kabitzsch 1930.
KOCH, F.: Ther. Mh., Febr. 1908. — Berl. klin. Wschr. **1913**, Nr 35.
LOSSEN: HÜTERs Grundriß der Chirurgie, Bd. 2, S. 85. 1884.
METZENBAUM: Laryngoscope, März **1928**.
MONKS: Boston med. J. **1898**, 262.
TRENDELENBURG: Verh. dtsch. Ges. Chir. **19**, 82 (1889).
WINCKLER: Verh. 5. süddtsch. Laryngol. **1903**, 4. — Mschr. Ohrenheilk. **1903**.
WOJATSCHEK: Liječn. Vijesn. (serbokroat.) **48**, 10.

II. Kosmetische Kieferkorrekturen.

Die Wichtigkeit der Form der unteren Gesichtshälfte für den Eindruck des Gesichtes wird im allgemeinen weniger beachtet. Dies merkt der Praktiker, wenn ihm immer wieder Nasenformen zur Korrektur präsentiert werden, die eigentlich keine Mißform aufweisen, die aber durch Eigentümlichkeiten der übrigen Gesichtsteile auffällig wirken. Ein typisches Beispiel dafür ist das Vogelgesicht mit der zurückfliehenden Stirne und der Mikrognathie des Unterkiefers. Auch eine normale Nase wirkt hier vorspringend. Aber auch Progenie oder Prognathie kann schuldtragend an einer Entstellung des Gesichtes sein.

Es ist selbstverständlich, daß der Kosmetiker auf diesem Gebiet die Unterstützung des Zahnarztes resp. des Kieferchirurgen nicht wird entbehren können. Er muß aber zumindest mit den in Betracht kommenden Verfahren vertraut sein. Die häufigsten Anomalien dieser Art sind die Mikrognathien leichteren Grades. Sind sie noch mit Höcker- oder Krummnasen, eventuell mit anderen stärker über die Gesichtsebene vorspringende Nasenformen kombiniert, so wird zunächst fast immer die Nase für die Entstellung verantwortlich gemacht. Eine Korrektur derselben bringt aber keine wesentliche Abhilfe, solange die mangelhafte Kinnform nicht verbessert ist. *Verfasser* hat in früherer Zeit in solchen Fällen gleich ECKSTEIN versucht durch Paraffininjektionen unter die Kinnhaut den Kinnvorsprung stärker zu betonen. Später, als die günstigen Erfolge mit Einheilung von Elfenbeinstücken bei Nasenkorrekturen und anderen Defekten dazu ermunterten, wurde an Stelle des Paraffins Elfenbeinplättchen, die gleich den Naseneinlagen zwecks Gewichtsverringerung ausgehöhlt und zur besseren Fixierung vielfach durchlöchert waren, eingeführt. Ausgegangen wurde von einer Incision über dem Frenulum der Lippenschleimhaut. Allerdings war der Dauererfolg nicht immer günstig, so daß später autoplastische Übertragungen vorgezogen wurden. Neuerer Zeit hat auch JOSEPH dieses Auskunftsmittel empfohlen. LEXER hat in einem Fall durch Fettimplantation ähnliches erreicht. Ebenso ESAU durch Implantation eines Rippenstückes. Vollkommene Resultate werden auf diese Weise gewöhnlich nicht erzielt, da der Unterkiefer mit Alveolarfortsatz und Zähnen unverändert bleibt. Es ist daher in schwereren Fällen ein Vorschieben des ganzen Kiefers vorzuziehen. Dies geschieht entweder durch orthopädische Behandlung, indem durch monatelanges Tragen eines Regulierapparates das Kiefergelenk entsprechend umgestaltet wird oder durch das Vorschieben des Unterkiefers auf operativem Weg. Letzteres erfolgt durch beiderseitige Durchsägung des aufsteigenden Unterkieferastes mittels einer Giglisäge von einer kleinen Incision unter dem Ohrläppchen und einer Gegenincision am medialen Rand aus. Die Technik dieser Operation stammt von Kostecka, nachdem die offene Durchführung derselben von Lane, bzw. Bruhn und Lindemann empfohlen worden war. Auch Blair und Pichler haben sich damit befaßt. Die Fixierung erfolgt mittels eines Apparates. Bei ganz schweren Fällen wird das Ausmaß dieser Verschiebung nicht ausreichen und die bajonettförmige Durchschneidung nach Eiselsberg oder gar eine Knochenimplantation in den horizontalen Kieferast in Betracht kommen.

Der früher geschilderte Eingriff kommt auch bei Progenie in Betracht, nur daß der Unterkiefer in der entgegengesetzten Richtung verschoben und fixiert wird. In schweren Fällen wird hier ebenso die Verschiebung nicht ausreichen und eine beiderseitige Keilexcision aus dem horizontalen Unterkieferast (Angle, Wassmund) vorzuziehen sein. Bei seitlichen Verschiebungen der Unterkieferäste kann die Symmetrie durch Einpflanzen von Knochen oder Knorpelimplantaten hergestellt werden.

Joseph erwähnt die Abtragung vorspringender Kieferwinkel von einer Incision entlang des unteren Unterkieferastes aus. Manchmal werden auch Excisionen aus dem Masseter vorgenommen. Verfasser hat einmal stark vorspringende Tubera mentalia von einer endoralen Incision aus abgemeißelt. Auch eine adipose Progenie wird gelegentlich beobachtet. Die Entfernung von einer Incision im Sulcus vestibuli oder von außen in der Unterkinngegend bereitet keine Schwierigkeiten.

Literatur zu Kieferkorrekturen.

Anglé: Behandlung der Okkl. Anom. d. Zähne. Berlin: H. Meusser 1913.
Blair: Surg. a. dis. of the mouth, 1918. — Surg. of the mouth a. jaws. London: H. Kingston 1913.
Bruhn u. Lindemann: Dtsch. Mschr. Zahnheilk. **1921**, 387, 444.
Eckstein: 56. Verslg Ges. Chir. Arch. Chir. **1932**, 169, 4.
Eiselsberg siehe Auffenberg: Arch. klin. Chir. **79** (1906). — Wien. klin. Wschr. **1906**, Nr 50.
Esau: Zbl. Chir. **1910**.
Joseph: Nasenplastik und sonstige Gesichtsplastik nebst einem Anhang über Mammaplastik, Bd. 3. Leipzig: Curt Kabitzsch 1931.
Kostecka: Zubní lék. (tschech.) **25**, 3.
Lexer: Zbl. Chir. **37**, 1637 (1910).
Pichler: Arch. klin. Chir. **110** (1918). — Wien. klin. Wschr. **1928**, 38.
Wassmund: Med. Welt **1930**, 323.

III. Korrekturen der Mißformen des äußeren Ohres.

Die komplizierte Form des äußeren Ohres, sowie seine Entwicklungsgeschichte erklären uns die Möglichkeit der zahllosen Bildungen, die wir auf diesem Gebiete antreffen. Echte Mißbildungen, d. h. in der Keimanlage vorbereitete Formen, finden sich neben Hemmungsbildungen, die durch Störungen in der Entwicklung oder Vereinigung der Auricularhöcker entstehen. Derartige Bildungen finden sich isoliert oder mit Verbildungen im Bereiche des Gehörganges und Mittelohres kombiniert, während gleichzeitige Defekte im Innenohr seltener sind. Dazu kommen noch Produkte späterer Schädigungen während der Entwicklung des äußeren Ohres, ferner die verschiedenen Varietäten der normalen Formen, von denen manche ebenfalls als schwere kosmetische Störungen zu werten sind. In Anbetracht der exponierten Lage und der symmetrischen Anordnung dieses Organes ist seine Bedeutung für die äußere Form des Kopfes selbstverständlich und wir kennen aus Erfahrung den nachhaltigen Einfluß, den Mißformen desselben auf die Psyche ihrer Träger haben können. Die Korrekturmöglichkeiten sind daher für den Praktiker von größter Wichtigkeit. Von diesem Gesichtspunkte aus wurde ihre Zusammenstellung im folgenden nach ihrer praktischen Bedeutung vorgenommen.

Im allgemeinen sind die korrektiven Plastiken an den Ohren dankbare Eingriffe, die in Lokalanästhesie vorgenommen werden können und wirklich befriedigende Resultate liefern. Peinlichste Achtsamkeit auf Sterilität, sorgsamste Modellierung der angestrebten Formen, genaues Adaptieren der Nähte, eventuell unter Verwendung von Augeninstrumentar, ferner möglichste Schonung des Perichondrium bei Eingriffen am Ohrknorpel reduzieren die Gefahren auf ein derartiges Minimum, daß man sie auch mit Rücksicht auf die bloß kosmetische Indikation nicht zu scheuen braucht. Weitgehende Resektionen am Ohrknorpel, Excisionen aus der ganzen Dicke des Ohres können unter diesen Umständen unbedenklich vorgenommen werden. Selbst sichtbar plazierte Narben fallen meist unauffällig aus.

Ohrenkorrekturen werden ebenso wie Nasenkorrekturen in der Regel am Erwachsenen vorgenommen. Allerdings ist die definitive Gestaltung des Ohres früher beendet als die der Nase, daher ist gegen die Durchführung derselben etwa vom 15. Lebensjahr an meist nichts einzuwenden.

Verkleinerungen und Vergrößerung. Korrektur der Makrotie und Mikrotie.

Die Größenverhältnisse des Ohres unterliegen, wie alle Körpermaße, bedeutenden Schwankungen. SCHWALBE gibt als normale Grenzen 50—82 mm für die größte Länge, 32—52 mm für die größte Breite bei Männern an. Für das weibliche Geschlecht vermindern sich diese Zahlen auf 50—77 mm und 28—45 mm. Nicht selten ergibt sich eine Differenz zwischen den beiden Ohren ein und derselben Person, gewöhnlich überwiegt das rechte an Größe. Am wichtigsten ist das Verhältnis der Ohrenmaße zu den übrigen Gesichtsdimensionen. Die Berechnung wäre allerdings sehr kompliziert, so daß wir in dieser Beziehung auf die subjektive Schätzung angewiesen sind. Die Forderung, daß größte Ohrlänge und Nasenlänge übereinstimmen sollen, stellt wohl eine zu primitive Berechnungsformel dar und ist bestimmt nicht immer zutreffend.

Die „Überdimensionierung" des äußeren Ohres kann eine echte oder scheinbare sein. Durch Verstreichen der Falten des Ohrrandes oder Verflachung der Concha ergibt sich nämlich auch eine Vergrößerung des Ohres, die aber keine wirkliche Hyperplasie darstellt. Wir unterscheiden demnach verschiedene Typen von großen Ohren. Das Ohr kann in allen seinen Teilen gleichmäßig groß angelegt, dabei aber normal geformt sein, das Riesenohr, oder die Vergrößerung betrifft nur einzelne Teile, etwa den Rand oder die Concha. Im letzten Fall wird das Ohr gleichzeitig auch von der Schädelwand abgedrängt. Neben den erwähnten, scheinbar vergrößerten Ohren gibt es aber auch noch Formen, bei denen abnorme Größe, kombiniert mit Verstrichensein der Randfalten oder anderen Verbildungen zu beobachten ist, woraus geradezu groteske Gestaltung resultieren kann. Auch das Ohrläppchen fällt manchmal

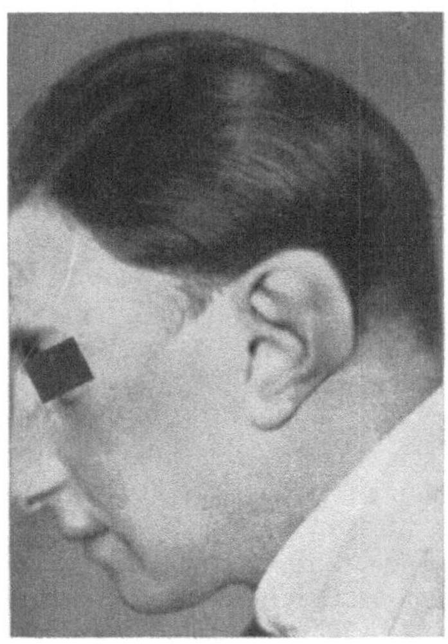 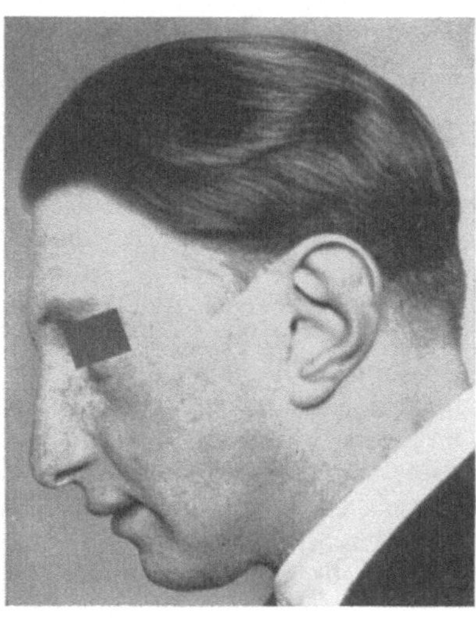

a   b

Abb. 43. Verflachter Ohrrand mittels durchgehender Keilexcision (nach EITNER) verkleinert.

durch seine Größe auf. Dieselbe äußert sich im Längen- oder auch im Breitendurchmesser, die Vergrößerung kann aber auch gleichmäßig sein. Große Läppchen zeichnen sich oft durch eine eigenartige Schlaffheit aus, sie sind jedoch in anderen Fällen von normaler oder derberer Konsistenz.

Mikrotie findet man ebenfalls manchmal als gleichmäßige Verkleinerung des ganzen Ohres bei normaler Form, oder die Reduktion betrifft nur einzelne Teile. Es ergeben sich dadurch verschiedenartige Einrollungen, Verziehungen und Verschrumpfungen des Ohres. In schweren Fällen kommt es zu rudimentären Bildungen, die ihre Verwandtschaft mit den normalen Ohrformen nur mehr stellenweise oder gar nicht mehr erkennen lassen.

Die Korrektur der Makrotie ist meist nicht schwierig. Sie richtet sich nach dem vorliegenden Typus. Beim Riesenohr ist oft die Keilexcision aus der ganzen Dicke des Ohres die einfachste Lösung des Problemes. Man muß nur dafür sorgen, daß die Schnittflächen gut zueinander passen und sich durch Hautnähte exakt und sicher miteinander

vereinigen lassen. Wenn dies nicht geht, muß man durch Neben-
excisionen dafür sorgen. Der Ohrrand bildet gewöhnlich feine, unauffällige Narben. Natürlich muß man darauf achten, daß man nicht auf
ein starke Keloide bildendes Individuum gerät. DE MARTINO und TREN-
DELENBURG haben ähnliche Methoden angegeben, die auch von JOSEPH
übernommen wurden. Sie werden durch Skizzen besser illustriert als
durch Worte (Abb. 44). Andere ziehen die gedeckte Plazierung der
Narben vor. So erreichte GERSUNY eine Verschmälerung des Ohrrandes
durch eine vom Helix gedeckte Excision (Abb. 45). Dieselbe Methode
wurde neuerdings wieder von EISENKLAM beschrieben. Verkleinerung
der Concha läßt sich durch von der Rückseite her an derselben vorgenommene Knorpelexcisionen erreichen (GOLDSTEIN u. a.). *Verfasser*
wendet in diesen Fällen sein zum Anlegen abstehender Ohren angegebenes

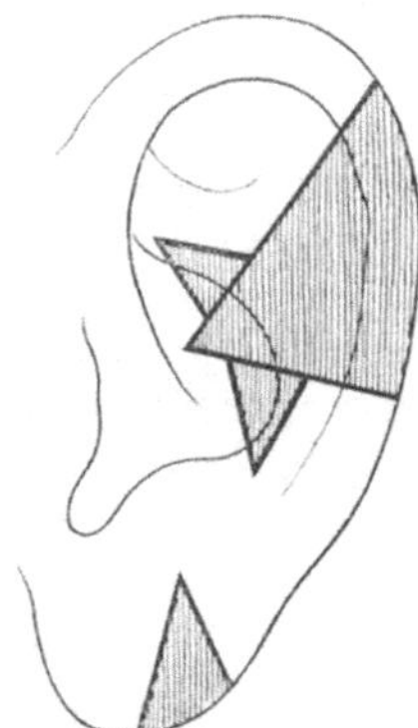

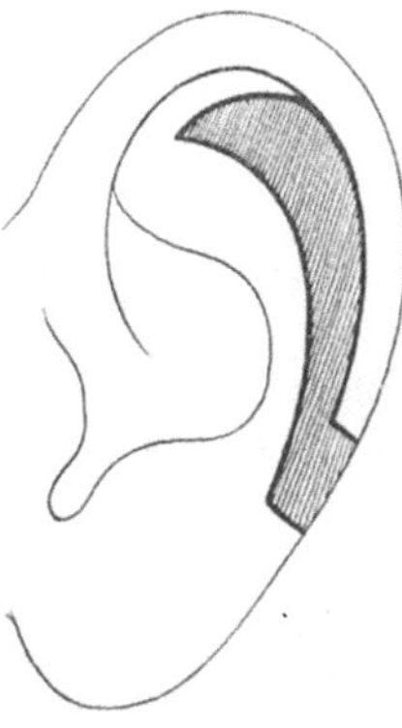

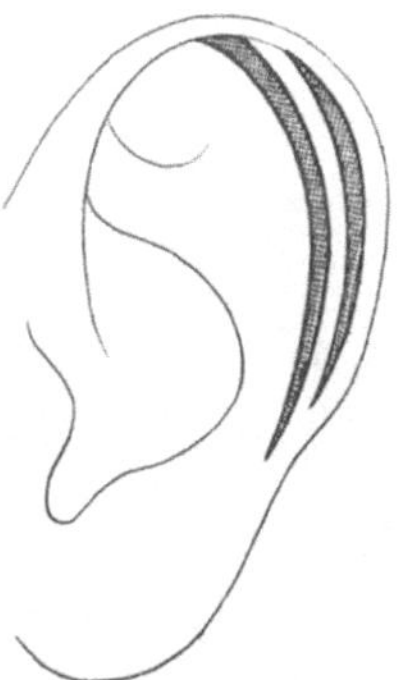

Abb. 44. Ohrverkleinerung nach TRENDELENBURG.   Abb. 45. Verkleinerung des Ohrrandes nach GERSUNY.   Abb. 46. Randeinrollung nach JOSEPH.

Verfahren an (S. 49). Durch Kombination einer dieser Methoden mit
der Gersunyschen erreicht man gleichmäßige Verkleinerung eines normal
geformten großen Ohres ohne auffällige Narben. Für den abgeflachten
Ohrrand stehen gleichfalls verschiedene Methoden zur Verfügung. Ist
derselbe sehr breit, so empfiehlt sich eine ausgiebige Excision aus der
ganzen Dicke. Eine vom *Verfasser* angegebene Schnittführung, die
zugleich auch einen Antihelix andeutet, wird durch die Skizze genügend
erläutert. JOSEPH erzielt eine Einrollung des Ohrrandes, indem er
parallel zu demselben kleine Streifen aus dem Ohrknorpel von der
Vorderseite her excidiert und die Haut der Hinterfläche intakt läßt
(Abb. 47). Faltenbildung im Ohrrand läßt sich von der Rückseite her
erreichen, wenn man aus der Haut ein entsprechendes Stück excidiert
und den Knorpel durchschneidet. Dies geschieht in schonender Weise
durch eine vom Verfasser empfohlene Schnittführung (Abb. 60). Zur
Fixierung genügt die Hautnaht.

Breite Ohrläppchen verschmälert Joseph durch Excision eines mit
der Spitze nach oben gerichteten Keiles aus der ganzen Dicke. Bei
abnormer Länge empfiehlt er die Excision eines Doppelkeiles vom
hinteren Rand her. Gersuny erreichte durch Excision an der Rückseite

Einrollung und damit Verkleinerung eines großen Läppchens. *Verfasser* hat einmal bei einem atrophischen Läppchen von imposanter Größe die Haut der Rückseite abgetragen, die untere Hälfte des Inhaltes entfernt und den Rest mit der Haut der Vorderfläche eingehüllt. Auf diese Weise erreicht man eine beliebige Verkürzung mit gedeckter Narbe. Die in Abb. 47 skizzierte Schnittführung hat sich dem *Verfasser* bei abnorm breiten Läppchen bewährt.

Die Korrektur der Mikrotie ist meist weniger dankbar. Wo dieselbe nur durch Einrollung und Anwachsungen verursacht wird, läßt sich durch Entfaltung und Anheftung nach Art des Anlegens abstehender Ohren verhältnismäßig leicht Abhilfe schaffen. Schwieriger liegt der Fall schon, wenn die vorhandenen Elemente zur Herstellung einer normal großen Ohrform nicht ausreichen oder gar nur rudimentäre Anlagen vorliegen. Im ersteren Fall kann man versuchen, den Ohrrand nach einer Perforation in der Gegend der Concha durch Einlagen sukzessive zu dehnen. Die Concha, die dabei verloren geht, wird durch Anlegen an den Schädel ersetzt. Wo dies nicht angängig ist, wird man zur Ersatzplastik greifen müssen, wobei das vorhandene Material nach Möglichkeit auszunützen ist.

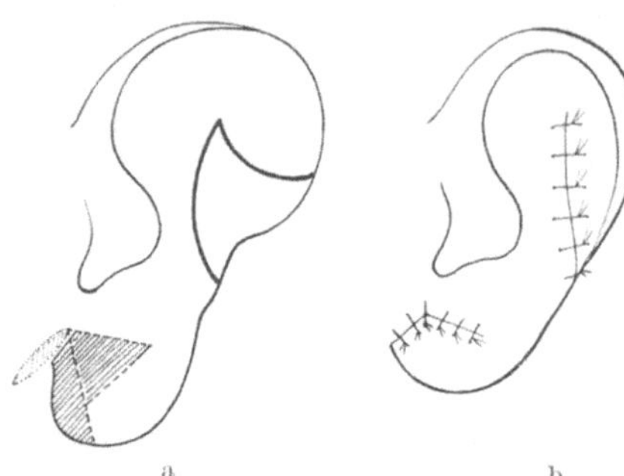

Abb. 47.
a Einrollung und Verkleinerung des Ohrrandes.
b Verkleinerung des Läppchens. (Nach EITNER.)

1. Spaltohren.

Spaltungen des Ohres als Hemmungsbildungen sind seltene Erscheinungen. Es sind sowohl Quer- wie Längsspaltungen beschrieben. Auch Teilspaltungen in Form von mehr oder weniger tiefen Einkerbungen des Randes oder von Löchern in einzelnen Teilen des Ohres kommen vor. Häufiger sieht man angeborene Spaltungen des Läppchens.

Die Korrektur wird sich nach der Beschaffenheit des vorhandenen Materiales richten und die Vereinigung der getrennten Anteile, eventuell mit plastischen Ergänzungen anstreben. Die Vereinigung gespaltener Läppchen bereitet meist keine Schwierigkeiten. Sie besteht entweder in der einfachen Anfrischung und Vernähung oder nach PASSOW durch Überlagerung, um eine Incisur in der Randlinie zu vermeiden.

2. Spitzohren.

Bei einem bedeutenden Prozentsatz normaler Ohren beobachtet man am umgeklappten Helixrand in der nach rückwärts und oben gerichteten Zone ein kleines Höckerchen. Manchmal ist es auch sehr deutlich ausgeprägt. Dieser Vorsprung heißt DARWINscher Höcker und stellt eine Andeutung der ursprünglichen Ohrspitze dar. Ist der Helix an dieser Stelle aufgerollt, so entsteht eine Ohrform, die wegen ihrer Ähnlichkeit mit der Ohrform gewisser Affengattungen Makakkusohr genannt wird. Diese Ohrspitze wird auch echte Ohrspitze genannt und von der Satyrspitze, die sich am höchsten Punkt der Ohrperipherie befindet, unterschieden. Durch Aufrollung des Randes an dieser Stelle entsteht das Satyrohr. Bleibt der Helix eingerollt, so spricht man von einer Cercopethicusform, indem man sich ebenfalls auf die Ohrform einer Affengattung bezieht.

Da der Darwinsche Höcker keine auffallende Beeinträchtigung der Ohrform darstellt, wird seine Beseitigung selten verlangt. Wenn dies der Fall ist, wird sie sich leicht bewerkstelligen lassen. Incidiert man

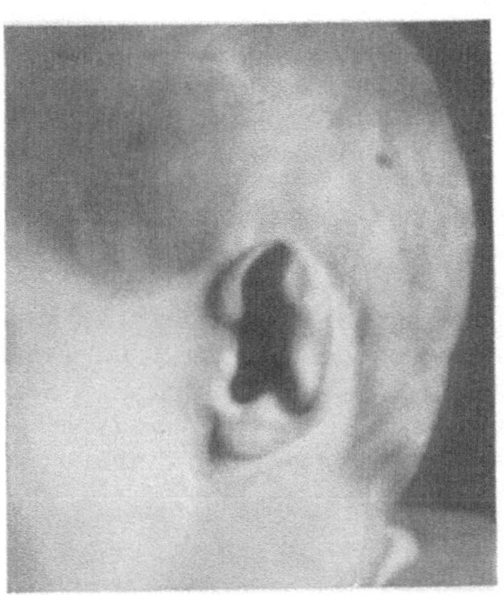
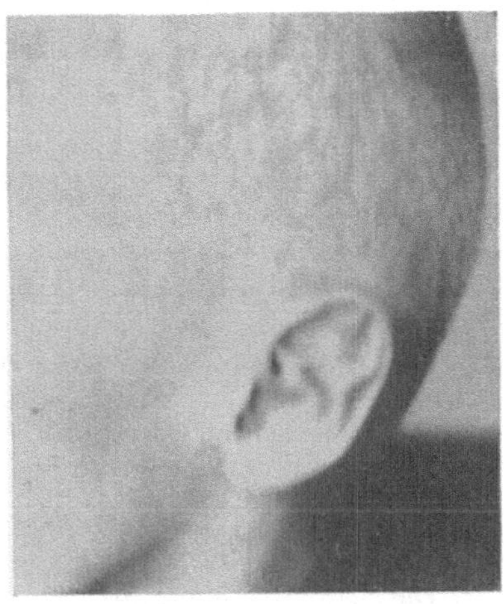

Abb. 48. Satyrohr durch subperichondrale Knorpelexcision (EITNER) korrigiert.

von der eingerollten Vorderfläche her, so läßt sich eine sichtbare Narbe vermeiden.

Spitzohren kann man durch keilförmige Excision der Spitze korrigieren, wenn, wie dies ja meistens der Fall ist, die Breite des Ohrrandes eine Verkleinerung gestattet. Die gegen die Peripherie gewendete Basis des Keiles richtet sich nach der Breite der Spitze. Ebenso die Höhe. Je geringer die letztere ist, desto mehr Randeinrollung bekommt man. Ist die Randaufrollung durch einen Seitenast des Antihelix bedingt, so genügt eine von der Rückseite her in der Längsrichtung dieses Astes vorgenommene Knorpelexcision. Auch die einfache Randeinrollung wird in manchen Fällen in Betracht kommen (Abb. 46).

3. Anomalien der Randfalten.

Die Faltung des Ohres, die schon unter den als normal zu betrachtenden Formen mannigfache Varianten aufweist, zeigt mitunter extreme Bildungen. Die Abflachung wurde bereits an anderer Stelle erwähnt. Sie kann sowohl den Helix wie den Antihelix, beide zugleich oder auch nur Teile derselben betreffen. Ihre Ausbildung kann aber auch über trieben sein. Der Helix ist manchmal, besonders im hinteren oberen Anteil sehr breit eingeschlagen. Diese Form nennt man Katzenohr. Die Einrollung kann sogar den ganzen Ohrrand einbeziehen und mit Verwachsungen kombiniert sein. Auch der Antihelix kann besonders stark vorspringen und dadurch das Ohr entstellen. In anderen Fällen fällt seine Verbreiterung auf. Das Extrem dieses Typs ist das WILDER-MUTHsche Ohr, bei dem der ganze innere Ohrrand nach vorne konvex ist. Häufiger sieht man abnorme Ausbildung der Schenkel des Antihelix, indem ein dritter vorhanden ist oder einer der normalen in ungewöhnlicher Richtung verläuft, z. B. der obere in die Gegend des Darwinschen Höckers (STAHLsches Ohr). Auch die Concha zeigt verschiedene Varietäten ihrer Konfiguration und ist sogar einmal nach der Vorderseite zu konvex statt konkav.

Die Korrektur dieser Formeigentümlichkeiten bietet im allgemeinen keine besonderen Schwierigkeiten, wenn sie nicht hochgradig ausgeprägt oder mit Mikrotie kombiniert sind, so daß Materialverlust oder Material-mangel der Herstellung einer entsprechenden Ohrform entgegensteht. Die Bildung von Randfalten ist auf verschiedene Weise möglich (S. 45, 46). Auch die Auflösung derselben läßt sich durch Knorpelexcisionen, meist von der Rückseite her bewerkstelligen. Das entfaltete Ohr wird dann am besten, wie bei der Korrektur abstehender Ohren, an der Schädelwand fixiert. Die Concha ist im Notfall zur Gänze entbehrlich und kann durch die Seitenwand des Schädels ersetzt werden. Auch bei atypischen Falten kommt unter Umständen das Excidieren aus der ganzen Dicke in Betracht.

4. Abstehende Ohren.

Die Zahl der Varianten in der Art der Insertion der Ohrmuschel am Schädel ist sehr groß. Nach unserem ästhetischen Empfinden ist ihre Steilstellung als Schönheitsfehler aufzufassen. Man kann sie in allen Graden, vom kleinsten Winkel bis zum rechten und darüber beobachten. Das Abstehen des Ohres kann durch die Stellung der Concha zum Planum mast., durch die Größe der Concha und schließ-lich durch den Winkel zwischen Concha und Ohrrand bedingt sein. Wir finden solche Ohrstellungen isoliert und in Kombination mit anderen Formfehlern, die dadurch natürlich noch mehr betont werden. Die Steilstellung der Ohrmuschel kommt manchmal einseitig, häufiger beiderseitig, aber nicht immer symmetrisch vor.

Konservative Methoden zur Korrektur der Ohrenstellung haben nach den Erfahrungen der Praxis nur bei ganz jugendlichen Individuen Aussicht auf Erfolg. Etwa bis zum dritten Lebensjahr soll durch dauerndes Fixieren in der richtigen Stellung Besserung erzielt werden können. Es bleibt aber immerhin eine quälende Prozedur, die monatelang konsequent durchgeführt werden muß. In späterem Alter läßt sich der Ohrknorpel nicht mehr modellieren. Verfasser konnte in der Praxis Patienten beobachten, die mit bewundernswerter Ausdauer entsprechende Apparate verwendeten oder die Ohren jahrelang mit Klebemitteln in der gewünschten Stellung fixiert trugen, ohne jemals eine wirkliche Veränderung der Verhältnisse zu erreichen. Unter den Methoden, die

die Ohrstellung auf operativem Wege zu korrigieren suchen, gibt es
zwei Haupttypen, Hautplastiken und Knorpelplastiken. Unter den
letzteren wieder solche, die die Stellung oder Größe der Concha und
andere, die die Ohrrandstellung korrigieren. Schon DIEFFENBACH erwähnt
die Korrektur abstehender Ohren mittels Hautexcision. Die älteste,
von ELY angegebene Methode besteht in einer perforierenden Excision
aus der Concha. Obwohl sie Nachahmer fand (KOCH, ROOSA), wird
sie heute für diesen Zweck kaum mehr angewendet. GRUBER empfahl
die Excision einer Hautellipse, die sich zum Teil auf die Rückseite des
Ohres, zum anderen Teil auf die angrenzende Schädelfläche erstreckt,
mit darauffolgender Anheftung des Ohres an die letztere. Die Methode

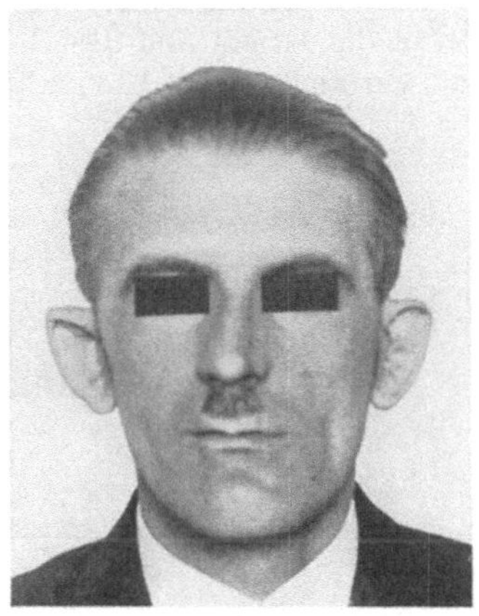 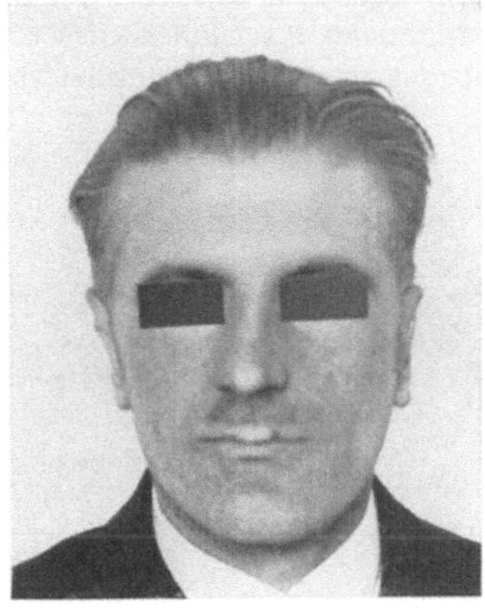

a   b

Abb. 49. Abstehende Ohren durch subperichondrale Knorpelexcision (nach EITNER) korrigiert.

wird von vielen Autoren, z. B. GERARD, MONKS, M. SHANE, JOSEPH usw.
für Ohren mit weichem Knorpel empfohlen und auch heute noch oft angewendet. Um die Naht in der Umschlagfurche zu vermeiden, bilden manche
(HAUG, RUTTIN) einen Lappen von der Rückseite des Ohres, mit dem
sie dasselbe an den Schädel heften. Nach RUTTIN orientiert man sich
zunächst, wieviel von der rückwärtigen Fläche der Concha an das
Planum mastoideum angelegt werden muß, um die entsprechende
Stellung der Ohrmuschel zu erzielen. Das Ausmaß dieser Fläche wird
markiert. Ein Bogenschnitt am Planum und ein Parallelschnitt an der
Hinterfläche der Ohrmuschel, der an der Kuppe die Ansatzlinie erreicht.
Hierauf mobilisiert man den durch diesen Bogenschnitt gebildeten
Lappen der Haut der Hinterfläche. Es folgt die Excision der Hautbrücke zwischen beiden Bogenschnitten. Nunmehr wird das Ohr angelegt. Der aufgeklappte Lappen legt sich in den Defekt am Schädel.
Naht. In vielen Fällen wird sich zwischen Knorpelfläche und Schädelfläche ein Hohlraum bilden, der zu Hämatombildung und im Gefolge
zu Heilungsstörungen Anlaß gibt. Dies wird durch einen Kompressionsverband, der später durch eine Luftpelotte ersetzt wird,
verhindert Die Anheftung des Ohres mittels kleiner korrespondierender

Excisionen an Rückseite und Warzenfortsatz (HAUG, FISCHER, PAYER)
fand weniger Anklang. Nach den Erfahrungen des Verfassers, die sich
auf ein sehr umfangreiches Material stützen, haben nur die Knorpelplastiken Aussicht auf sicheren und dauernden Erfolg. Den Übergang
zu diesen weist GERSUNY, der den Ohrknorpel durch Abschälen schwächt.
Ähnlich hat STANG später den Knorpel an mehreren Stellen angeschnitten
und frakturiert. Neuester Zeit empfiehlt ZAAIJER wieder die Schwächung
des Knorpels durch Abschälen. Die einfachste dieser Methoden ist die von
PASSOW empfohlene, die nach einer Hautexcision, wie bei Gruber, noch
ein sichelförmiges Stück aus dem Knorpel unter Schonung der vorderen
Hautfläche entfernt. Auch KEEN, WEINLECHNER, MORESTIN, STRAUSS,
Joseph und viele andere bedienen sich derselben. Bedingt die Ohrform
umfangreiche Excisionen dieser Art, so kann die Ernährung des Ohres
gefährdet werden. Komplizierter ist das Verfahren von PAYER, der

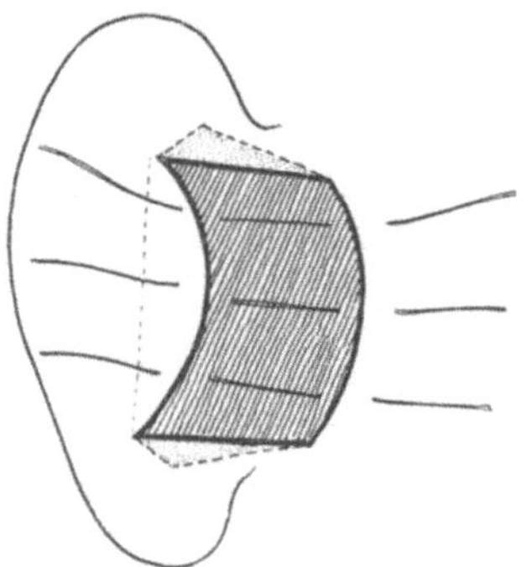

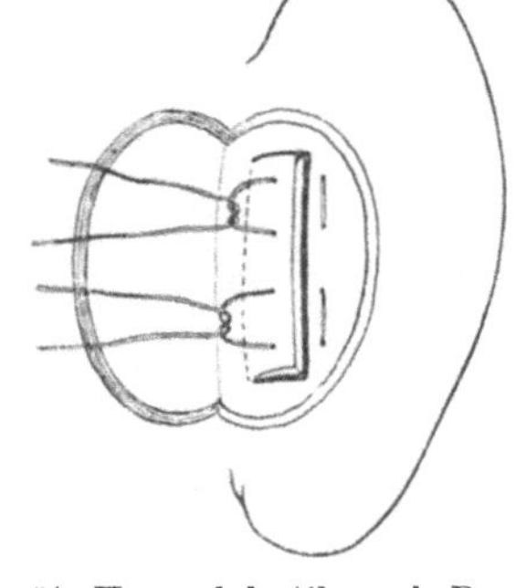

Abb. 50. Hautplastik nach RUTTIN.   Abb. 51. Knorpelplastik nach PAYER.

aus dem Ohrknorpel einen Zügel bildet, mit dem er das Ohr an den
Periost der Schädelwand fixiert. Die Methode wurde neuestens von DEMEL
und FEIGL modifiziert und vereinfacht. Eine spätere Methode GERSUNYs
schildert BIESENBERGER folgendermaßen: Bogenschnitt $^1/_2$ cm vom Ohrrand parallel zu diesem Abpräparieren des halbkreisförmigen Hautlappens, bis das Periost des Felsenbeines freiliegt. Nun werden aus dem
Ohrknorpel einige bogenförmige Streifen parallel zum Wundrand excidiert,
ohne die Haut der Vorderfläche zu verletzen. Dann werden diese
Excisionen durch kleine senkrecht über denselben liegende verbunden.
Es folgt Annähen des Knorpels an das Periost des Felsenbeines. Annähen
des Hautlappens nach entsprechender Verkürzung. Diese Methoden
dienen zur Verkleinerung resp. Umlegung der Concha. Andere verkleinern
den Winkel zwischen dieser und dem Ohrrand. Es sind dies die
Methoden, die auch zur Korrektur des Klappohres dienen. Sie sind
unter diesem Titel näher beschrieben. Auch die Verfahren von ZAAJER
und WYMER, der den Knorpel ohne Verletzung nur durch Nähte
raffen will, gehören hierher. Letzteres wird wohl nur bei sehr weichem
Knorpel anwendbar sein.

   A. LÜTHI schildert folgendes Verfahren: Leicht gebogener Hautschnitt an der Hinterseite der Ohrmuschel 1 cm vom freien Rand

derselben. Soll die Muschel verkleinert werden, wird hier ein elliptisches Hautstück und ein mondsichelförmiges Knorpelstück entfernt. Zweiter senkrechter Schnitt von 3 cm Länge auf den Warzenfortsatz. Von diesem Schnitt wird die Haut zum ersten hin unterminiert. Nun wird ein 2 cm breiter und genügend langer Zügel von der Fascia lata mit

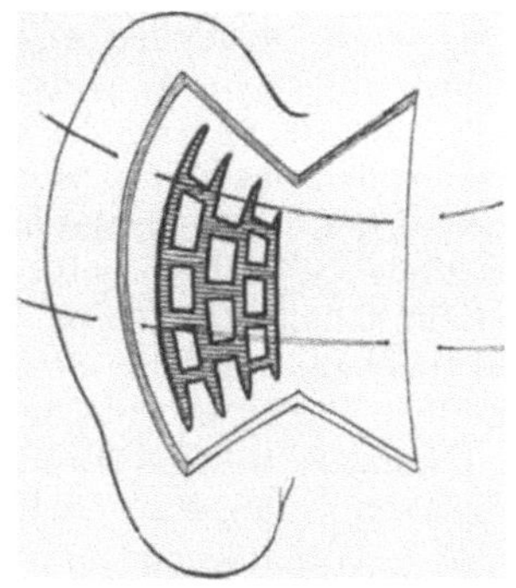

Abb. 52. Knorpelplastik nach GERSUNY II.

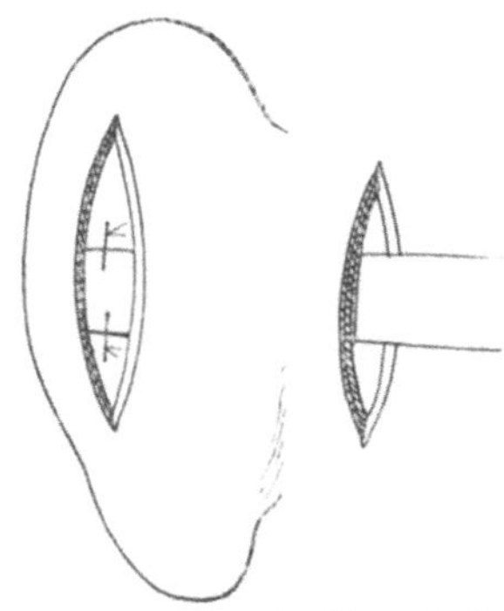

Abb. 53. Fascienplastik nach LÜTHI.

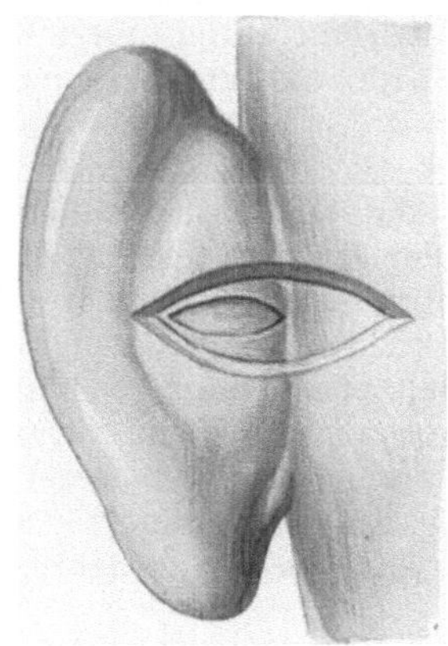

Abb. 54.
Hautschnitt und Perichondriumschnitt zur subperichondralen Knorpelexcision nach EITNER.

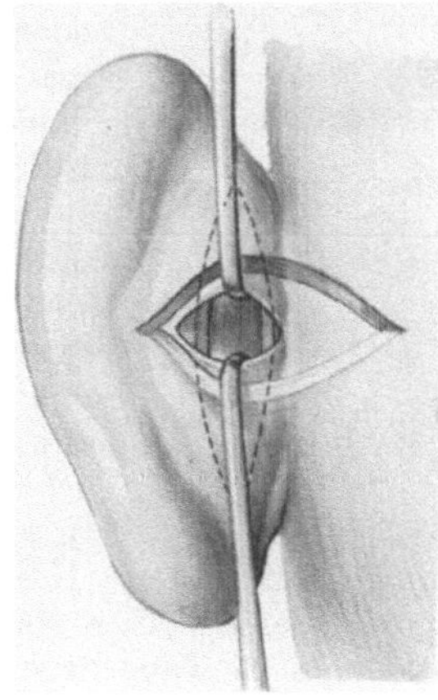

Abb. 55.
Subperichondrale Knorpelexcision.

einem Seidenfaden von der ersten zur zweiten Incision durchgezogen und das Ohr durch Anziehen und Fixieren desselben an den Schädel angelegt.

Verfasser bedient sich, um die Ernährung des Ohrknorpels bei umfangreichen Excisionen zu schonen, einer Schnittführung, die Haut und Perichondrium zunächst in der Richtung der zuführenden Gefäße, also horizontal durchtrennt und nach Abhebung dieser beiden Schichten und Isolierung des Conchaknorpels von vorne eine mehr oder weniger umfangreiche Resektion an denselben vornimmt, ohne die gefäßführende Schichte weiter zu verletzen. Nach der Anästhesierung bringt man

zunächst das Ohr in die gewünschte Stellung und markiert die äußersten
Punkte. Sie entsprechen den Hauptpunkten einer Ellipse an der Rückseite des Ohres und der Schädelfläche, die zugleich den Umfang der
späteren Hautexcision anzeigt. Hautschnitt im kürzesten Durchmesser
dieser Ellipse. Stumpfe Abhebung des zu excidierenden Hautstückes.
Dieser Handgriff erspart oft eine zeitraubende Blutstillung bei der
Hautexcision (Abb. 55). Ligaturen können meist vermieden werden.
Durchschneiden des Perichondriums unter dem Hautschnitt, jedoch im
mittleren Anteil desselben. Abheben des Perichondriums im Ausmaße
der beabsichtigten Knorpelexcision. Durchschneiden des Knorpels gleich
dem Perichondriumschnitte. Abheben der Haut der Vorderfläche bis an
den Rand der Concha. Excision je eines dreieckigen Knorpelstückes
nach oben und nach unten vom Knorpelschnitt. Die Excision muß

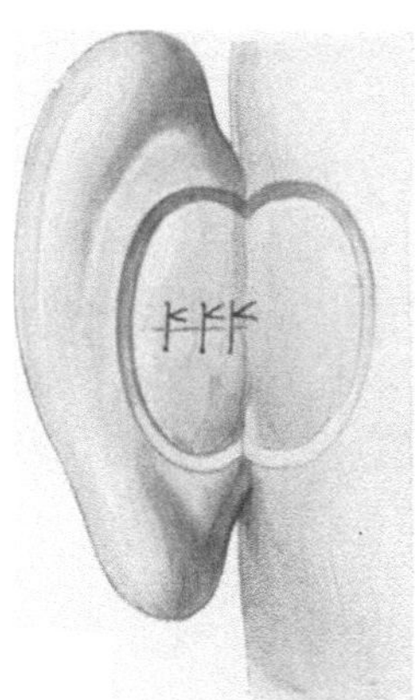

Abb. 56. Perichondrium-
naht und Hautexcision
nach EITNER.

beiderseits so weit reichen, daß die Steifheit
des Knorpels wegfällt. Für das Anlegen der
Ohren genügt ein schmaler, wenige Millimeter
breiter Streifen. Wünscht man die Concha zu
verkleinern, so kann er entsprechend breit angelegt werden. Nachdem man sich überzeugt
hat, daß an der Vorderfläche keine Knorpelecken
oder Knorpelkanten sichtbar sind, verschließt
man das Perichondrium durch zwei Catgutnähte. Hierauf wird die anfangs markierte
Ellipse aus der Haut der Hinterfläche excidiert.
Beim Anlegen des Ohres an den Schädel ist
darauf zu achten, daß kein Hohlraum entsteht,
was bei genügender Knorpelexcision leicht zu
erreichen ist. Nötigenfalls sorgen zwei Catgutnähte, die das Perichondrium an den Schädel
anlegen, dafür. Ich pflege die Verschlußnähte
des Perichondriums auch dazu zu verwenden.
In solchen Fällen werden sie erst nach der Haut-
excision gesetzt. Einige Hautnähte sorgen für die richtige Einstellung
des Ohres. Bei der Naht ist auf genaue Adaptierung zu achten. Die
Nähte bleiben 14 Tage liegen.

Die Methode gestattet eine Verkleinerung der Concha und insoweit
eine Gestaltsveränderung des Ohres, als es entweder in die Länge oder
in die Breite gezogen werden kann. Maßgebend dafür ist der Bogen
des Hautschnittes am Planum mastoideum. Ebenso lassen sich der
Grad des Anlegens sowie das Ausmaß der restierenden Hinterfläche
des Ohres variieren. Ein relativ großer Längsdurchmesser der Ellipse
bei kleinem Querdurchmesser zieht das Ohr in die Länge, das um-
gekehrte Verhältnis in die Breite. Will man ein Ohr sehr stark anlegen,
so wählt man den Querdurchmesser verhältnismäßig groß und baucht
den Schnitt nach oben, eventuell auch nach unten zu stark aus. Auch
SCHLANDER und KOSCH finden die Methode zweckmäßig. Sie eignet
sich für alle Formen des abstehenden Ohres und ist nicht so kompliziert
als mehrere der vorerwähnten Verfahren.

5. Klappohren.

Das sog. Klappohr wird oft mit dem abstehenden Ohr verwechselt, da der äußere Eindruck unter Umständen ein ähnlicher ist. Dasselbe entsteht durch eine abnorme Weichheit des Ohrknorpels, der nicht imstande ist, das Ohr in ausgebreitetem Zustand zu erhalten, so daß

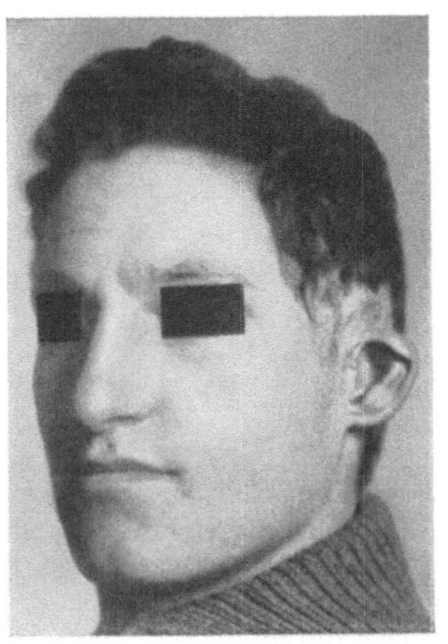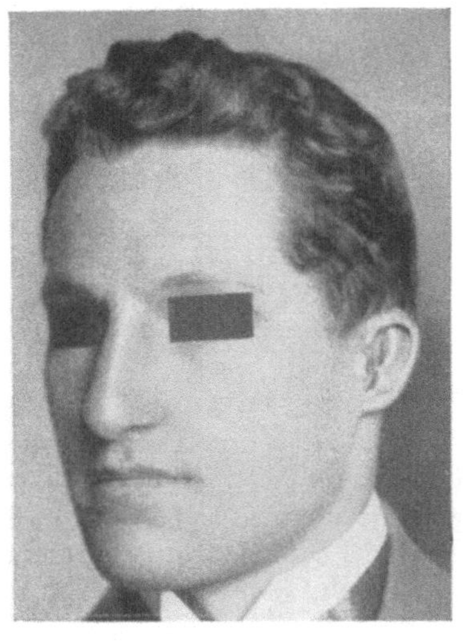

a   b

Abb. 57. Klappohr durch subperichondrale Antihelixbildung (EITNER) korrigiert.

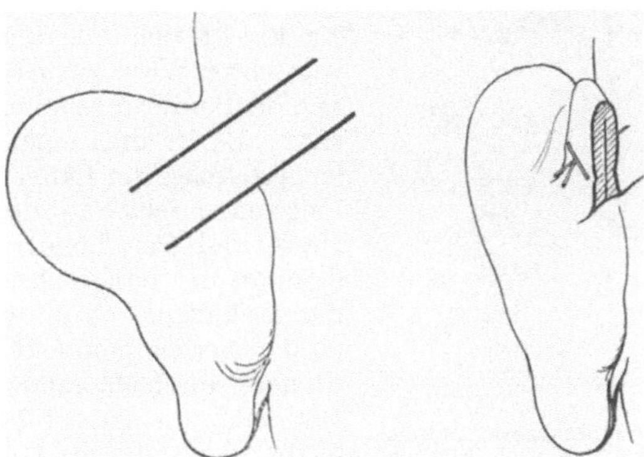

Abb. 58. Korrektur des Klappohres nach STETTER.

der hintere und obere Anteil nach vorne herunterklappt. Gewöhnlich ist dieser Zustand mit einem Verstrichensein der Ohrfalten verbunden, die ja wesentlich zur Versteifung des Ohrrandes beitragen. Das Klappohr findet sich im Gegensatz zu den abstehenden Ohren mit Vorliebe einseitig.

Hat das Klappohr normale Faltung, so genügt die elliptische Hautexcision nach GRUBER (s. S. 49) zur Korrektur, da ja diesem Ohrknorpel

jede Steifheit fehlt. Eine andere Methode beschreibt STETTER. Er
führt an der Rückseite der Ohrmuschel über der Umschlagfalte auf
die Wand des Warzenfortsatzes von vorne unten nach hinten oben

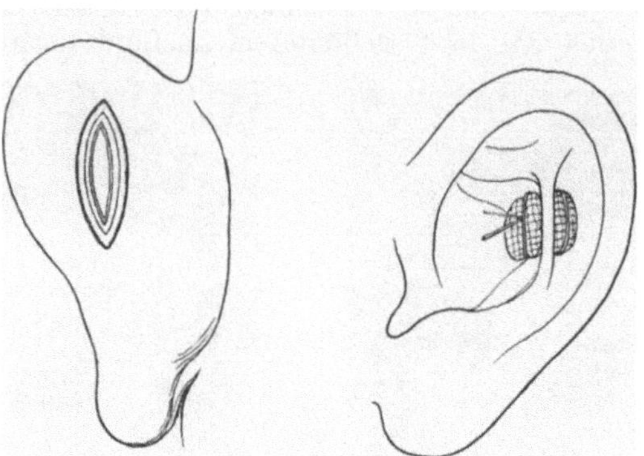

Abb. 59. Antihelixbildung zur Korrektur des Klappohres nach ECKSTEIN.

verlaufend zwei parallele Schnitte. Der dazwischen liegende Lappen
wird abpräpariert, hochgehoben und durch Matratzennaht zusammen-
gerafft. Die Hautduplikatur wird erst nach vollendeter Vernarbung
abgetragen (Abb. 58). Bei verstrichenen Ohrfalten empfiehlt es sich,
dem Ohr durch Bildung eines künst-
lichen Antihelix die nötige Steifheit
zu verleihen. ECKSTEIN bildet den
fehlenden Antihelix folgendermaßen.
Er knickt den Ohrrand in der gewünschten Weise zurück und markiert
sich die Berührungslinien an der Rückseite. Es ist dies eine Ellipse, deren
längere Achse der Länge der erzeugten
Falte entspricht. In dieser Linie wird
Haut und Perichondrium excidiert,
dann in der Längsachse der Knorpel
durchschnitten. Nun wird der Ohrrand neuerlich geknickt und in dieser
Stellung durch Matratzennähte fixiert.

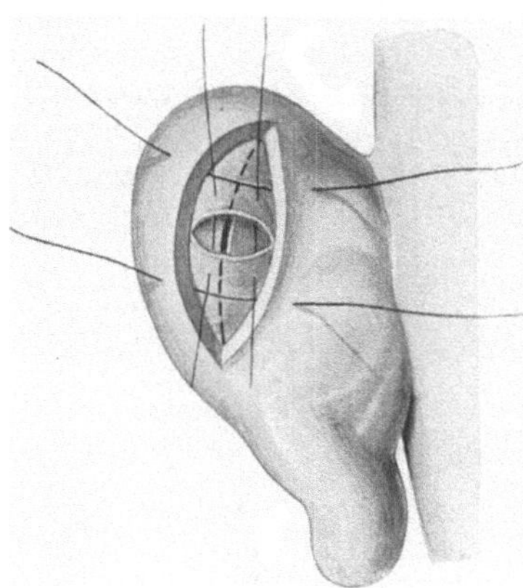

Abb. 60.
Antihelixbildung durch subperichondrale
Knorpeldurchschneidung nach EITNER.

Die Naht, die 10 bis 14 Tage liegen
bleibt, soll durch Unterpolsterung
gehindert werden, Drucknekrose zu
erzeugen (Abb. 59). ALEXANDER bildet die Verstärkung durch Über-
einanderschieben der Knorpelränder. Auch GOLDSTEIN hat schon
früher die Knorpelränder nach einer türflügelförmigen Incision über-
einandergenäht. Ähnlich der Ecksteinschen Methode ist die von
LEIDLER und HOFER. Die Fixation geschieht in diesem Falle dadurch,
daß an der Vorderseite zwei 3—5 cm lange Stahlnadeln durch Haut
und Knorpel gestochen werden, die die künstliche Falte bis zur
Heilung erhalten. Auch hier soll durch Unterpolsterung gegen Druck-

nekrose vorgesorgt werden. Das kosmetische Resultat soll allerdings durch lang andauernde Reizerscheinungen und Höckerbildungen an den Schnittstellen manchmal Einbußen erleiden (Neumann). Lüthi verwendet seine Methode zum Anlegen abstehender Ohren; jedoch wird die zweite Incision mehr nach oben, d. h. schläfenwärts verlegt. *Verfasser* erreicht die Antihelixbildung durch eine Modifikation der beim Anlegen abstehender Ohren angewandten Methode. Man markiert sich auf der Rückseite des Ohrrandes den gewünschten Verlauf der zu bildenden Falte, ebenso die Berührungspunkte, die sich beim Legen derselben ergeben. Die Incision erfolgt senkrecht auf den Verlauf der Falte ungefähr in der Mitte derselben. Von ihr aus wird die Haut abgehoben, Perichondrium in derselben Richtung durchtrennt und abgehoben, ebenso der Knorpel. Dieser wird dann in Längsrichtung und Ausdehnung der Faltenmarke durchschnitten. Hierauf entfernt man die Haut in der Breitenausdehnung der Randmarke, legt die Falte und schließt durch Perichondrium und Hautnähte. Auf diese Weise schont man die gefäßführende Schicht, läßt die Vorderfläche unverletzt und vermeidet die Faltung der Rückseite.

6. Kongenitale Fistelgänge.

Unter den kongenitalen Fistelgängen hat man zwei Typen zu unterscheiden. Die einen sind relativ häufig, sitzen mit Vorliebe im Anfangsteil des Helix oder dessen näherer Umgebung und stellen meist nur kurze Gänge dar, die blind endigen. Wegen ihrer prävalierenden Lokalisation nennt man sie auch Präauricularfisteln. Sie sind nicht als Kiemenspaltenreste aufzufassen, sondern entstehen durch mangelhafte Vereinigung der Auricularhöcker. Hingegen dürften die langen Fisteln der Ohrgegend, die ihre Gegenöffnungen im Mund, in der Halsgegend oder im Mittelohr haben, wirkliche Überbleibsel einer Kiemenspalte repräsentieren.

Diese Fisteln sind an und für sich keine besonderen kosmetischen Störungen. Sie werden aber dadurch öfter unangenehm, daß sie zeitweise Sekret absondern. Die kurzen Fisteln sind leicht zu entfernen. Man excidiert sie am besten in toto *(Verfasser)*. Manche ziehen es vor, sie zu spalten und galvanokaustisch oder anderweitig zu zerstören. Größere Schwierigkeiten können die langen Fisteln bereiten, für die nur die exakte Excision in Betracht kommt.

7. Auricularanhänge.

Auricularanhänge sind Höcker oder lappenartige Gebilde, die in der Nähe der Ohrmuschel ihren Sitz haben. Man findet sie am häufigsten vor dem Ohr. Sie zeigen sich gerne als Begleiter von Mißbildungen. Ihr Bau entspricht dem der Ohrmuschel und sie enthalten immer Netzknorpel. Sie sind als Reste des ersten Kiemenbogens anzusehen.

Ihre Entfernung geschieht durch Excision, wobei auf die Mitnahme des oft weiterreichenden Knorpelinhaltes zu achten ist.

8. Retroauriculäre Fisteln.

Obwohl die moderne Technik und Nachbehandlung der Radikaloperation im allgemeinen die Anlegung persistierender Fisteln zu vermeiden trachtet, so ergeben sich doch nicht selten Umstände, die das Zustandekommen solcher Fisteln herbeiführen. Zum nachträglichen Verschluß derselben sind eine ganze Reihe von Methoden angegeben worden. Verschieden gestaltet sich der einzuschlagende Weg, je nachdem die retroauriculäre Öffnung nach einer gewöhnlichen Antrotomie oder nach einer Radikaloperation des Mittelohres persistiert. Im letzteren Fall muß das bereits epithelisierte Mittelohr gegen die retroauriculäre Öffnung abgeschlossen werden. Eine vielgeübte Plastik hiefür ist die von Passow. Man durchschneidet Haut und Periost am Rande der Öffnung und löst nach beiden Richtungen hin ab. Der zentrale Teil wird in das Lumen gestülpt und vernäht, so daß er dieses ausfüllt. Darüber werden die peripheren Ränder geschlossen. Von dieser Methode existiert eine Anzahl von Modifikationen. Ihr Nachteil scheint darin zu liegen, daß das vorhandene Material zur vollständigen Ausfüllung der Fistel nicht immer langt und die Vereinigung der hohlliegenden äußeren Ränder mißlingt. Mosetig verwendet daher zum Verschluß der Öffnung einen gestielten Lappen aus der Haut unterhalb der Fistel, den er mit der Haut nach innen kehrt. Ruttin verwendet seine Methode zum Anlegen abstehender Ohren, indem er den Defekt zum Teil durch die Ohrmuschel, zum Teil mit dem von derselben abgezogenen Lappen deckt. Auch andere verwenden aus der Hinterwand der Ohrmuschel entnommene Lappen. Blegvad verschließt die Knochenöffnung durch einen Periost-Knochenspan aus der Tibia und schließt die Haut darüber. Der Verschluß der Fisteln durch Unterspritzen der Haut der Randzone mit Paraffin kann als verlassen angesehen werden.

Defekte nach gewöhnlichen Antrotomien werden verschieden behandelt. Nach Siebmann-Nager lassen sich dieselben durch Glätten und Abtragen der hinteren Ränder und durch Entfernen des lateralen Anteiles der hinteren knöchernen Gehörgangswand in eine seichte Mulde verwandeln. Neumann stülpt nach entsprechender Glättung der Wundränder einen Teil des Musculus temporalis in die Lücke und bekommt so eine feste Unterlage für den Hautverschluß. Passow sucht auch hier den Defekt durch Bindegewebsperiostlappen aus der Umgebung auszufüllen. Andere verwenden Hautperiostknochenlappen oder Periostknochenlappen aus der Nachbarschaft.

Literatur zu Korrekturen der Mißformen des Ohres.

Alexander: Z. Ohrenheilk. **1928**, 21. — Wien. klin. Wschr. **1928**, Nr 18.
Biesenberger: Zbl. Chir. **1924**, Nr 21.
Blegvad: Dän. otol. Ges. **1914**.
Claus, P.: Anleitung zu den Operationen am Gehörorgan. Leipzig: S. Karger 1920.
Demel u. Feigl: Dtsch. Z. Chir. **1931**, 233.
Dieffenbach: Chirurgische Erfahrungen. Berlin 1834.
Eckstein: Verh. dtsch. Ges. Chir. **1912**.
Eisenklamm: Wien. klin. Wschr. **1930**, Nr 38.

EITNER: Med. Klin. **1922**, Nr 35. — Wien. med. Wschr. **1923**, Nr 5; **1926**, Nr 31; **1929**, Nr 30. — Wien. klin. Wschr. **1926**, Nr 30, 49. — Wien. Klin. Wschr. **1930**, Nr 45.
ELY: Z. Ohrenheilk. **11.**
GERARD: J. Méd. Lyon **1903**, 43.
GERSUNY: Wien. med. Wschr. **1903.**
GOLDSTEIN: The Laryngoscope **1908.**
GRUBER: Lehrbuch der Ohrenheilkunde, 1888.
HAUGG: Dtsch. med. Wschr. **1894**, 776.
HOFER-LEIDLER: Dtsch. otol. Ges. **1923**, Kongr.
JOSEPH: KATZ-BLUMENFELD-PREYSING, Handbuch der speziellen Chirurgie des Kopfes und der oberen Luftwege. Würzburg: Curt Kabitzsch 1919. — Nasen-plastik und sonstige Gesichtsplastik nebst einem Anhang über Mammaplastik, Bd. 3. Leipzig: Curt Kabitzsch 1931.
KEEN: Ann. Surg. **1890** I, 49.
KOSCH, W.: Dtsch. med. Wschr. **1928**, Nr 4.
LÜTHI: Schweiz. med. Wschr. **1929**, Nr 49.
MARTINO, DE: Bull. Acad. Imp. Méd. **22** (1856/57).
MONKS: Boston med. J. **1891**, 22.
MORESTIN: Rev. d'Orthop. **1903**, 4.
MOSETIG: Mschr. Ohrenheilk. **1899.**
NEUMANN: Österr. otol. Ges. **1915, 1927.**
PASSOW: Z. Ohrenheilk. **32.** — Bei BLOHMKE in KIRSCHNER-NORDMANN: Die Chirurgie.
PAYER: Arch. klin. Chir. **1906**, 919.
ROOSA: Lehrbuch der Ohrenheilk. New York 1899.
RUTTIN: Österr. otol. Ges. **1909, 1911.**
SCHLANDER: Der Chirurg, 1930, H. 15. — Handbuch der Hals-, Nasen-, Ohrenheil-kunde, Bd. 7. Berlin: Julius Springer 1926.
M'SHANE: Indian med. J. **1906.**
SIEBMANN-NAGER: Z. Ohr-Nasen-Kehlkopf **40.**
STETTER: Arch. of Otol. **10**, 97 (New York 1881).
STRAUSS: Münch. med. Wschr. **1909**, 2037.
TRENDELENBURG: Dtsch. Chir. **1886.**
WEINLECHNER: Wien. klin. Wschr. **1896**, 24.
WYMER: Z. Chir. **1923**, 1711.
ZAAJER: Nederl. Tijdschr. Geneesk. **1930**, 5572.

IV. Korrekturmethoden bei Facialislähmungen und Paresen.

Lähmungen und Paresen der motorischen Nerven der mimischen Gesichtsmuskulatur haben wesentliche Veränderungen im Gesichtsausdruck im Gefolge, die als schwere kosmetische Beeinträchtigungen gewertet werden müssen. Neben der Unbeweglichkeit wirken hauptsächlich die Asymmetrien, die durch das Herabsinken der gelähmten Partien entstehen, störend. Eine ideale Lösung dieses Problemes wäre nur eine Wiederherstellung des alten Zustandes. Bei der komplizierten Bewegungskombination, die die Mimik unseres Gesichtes darstellt, kann jede andere Ziele verfolgende Maßregel nur einen Ersatz schaffen, der als solcher sofort kenntlich ist. Es ist daher schon aus dieser Erwägung zu entnehmen, daß die Aussichten dieser Korrekturmethoden keine besonders günstigen sind. Die häufigste Form ist die Lähmung der unteren Facialisäste, die die Gegend Wange, Mund, Nasenflügel betrifft.

Wir können die verschiedenen vorgeschlagenen Methoden in drei Gruppen teilen. Die einen begnügen sich damit, die Symmetrie in der

Ruhelage anzustreben, indem eine Hebung der herabgesunkenen Partie herbeigeführt wird. Zu diesem Zweck kommen zunächst die zur Faltenkorrektur verwendeten Methoden in Betracht. Da sie auf größere Distanz hin wirken sollen, ist ihre Leistungsfähigkeit beschränkt. Es werden daher in schwereren Fällen ohne Rücksicht auf die sichtbaren Narben näher gelegene Excisionen vorgenommen. Solche werden aus den Wangen, Ober- oder Unterlippen beschrieben. Ein anderer Weg besteht darin, die Hebung durch Narbenzug zu versuchen (GERSUNY). Es wird eine lange gestielte Nadel mit einem in Eisenchloridlösung getauchten starken Seidenfaden armiert und dieselbe hinter dem Mundwinkel eingestochen, subcutan bis an den Jochbogen geführt, unter demselben durchgegangen und hernach wieder durch die Haut herausgestochen. Beim Zurückziehen der Nadel wird der Faden belassen. An seinen Enden werden Glasperlen aufgezogen. Hinter diese werden Knöpfe gelegt, und zwar unter derartiger Spannung, daß die Wange gehoben wird. Dieser Faden bleibt einige Wochen liegen, bis er Reizerscheinungen auslöst und zur Narbenbildung Anlaß gibt. Dieselbe übt etwas Zug aus und kann mäßige Verbesserungen zur Folge haben. Energischer wirkt die Hebung durch Einpflanzung von Drahtschlingen oder Fascienstreifen. Das erstere Verfahren wurde von BUSCH und MOMBERG empfohlen, um das letztere haben sich KIRSCHNER, STEIN, und BURK bemüht. Letzterer hat

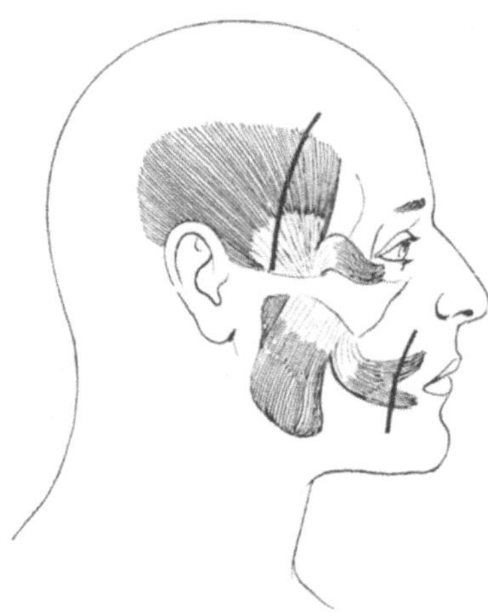

Abb. 61.
Einpflanzung von Muskellappen aus M. temporalis und masseter an Augen und Mundwinkel. Hautincisionen nach LEXER.

einen breiten Fascienstreifen in vier Äste gespalten und dieselben in Nasolabialfalte, Ober-, Unterlippe und Unterkieferrand verpflanzt. Schwierigkeiten bereitete die Fixierung der Fascienenden. Paraffindepots, Drahtschlingen usw. wurden dafür versucht. Eine verwendbare Methode empfiehlt MOSZKOWICZ. Er entnahm der Fascia lata einen etwa 15 cm langen schmalen Streifen, der sich allerdings als etwas zu kurz erwies. Derselbe wurde in eine lange gerade Nadel eingefädelt. Einstich vor dem Tragus. Subcutane Durchführung unter Vermeidung des Ductus sten. bis in die Oberlippe, etwa 2 cm über den Mundwinkel. Hier kleine Incision, Herausholen des Fascienstreifens, Zurückziehen der Nadel. Mit Hilfe einer stark gekrümmten Troikartnadel wird von hier aus der Muskel unterfahren und der Streifen in der Höhe der Unterlippe herangeführt. Schließlich wird er wieder in die Nadel eingefädelt und zum Ausgangspunkt zurückgeführt. Mit diesem Streifen wird der Mundwinkel in normale Lage gezogen.

Eine zweite Gruppe umfaßt die Versuche durch Nervenpfropfung, d. h. die Einpflanzung aktiver Nerven in die gelähmte Muskulatur, die

Aktionsfähigkeit derselben wieder herzustellen. Trotzdem von einigen Seiten günstige Erfolge berichtet werden, erscheint es zweifelhaft, ob es möglich ist, einen jahrelang gelähmten Muskel auf diese Weise wieder funktionsfähig zu machen. Aber selbst wenn dies bei frischen Fällen tatsächlich gelingt, so sind die Resultate meist nur Teilerfolge und daher wenig zufriedenstellend. Eine unangenehme Beigabe in diesen Fällen sind auch die Mitbewegungen im alten Versorgungsgebiet des Nerven. In Betracht kommen für diese Pfropfungen der Nervus accessorius und hypoglossus. Nach den ersten Versuchen von BALLANCE, FAURE und

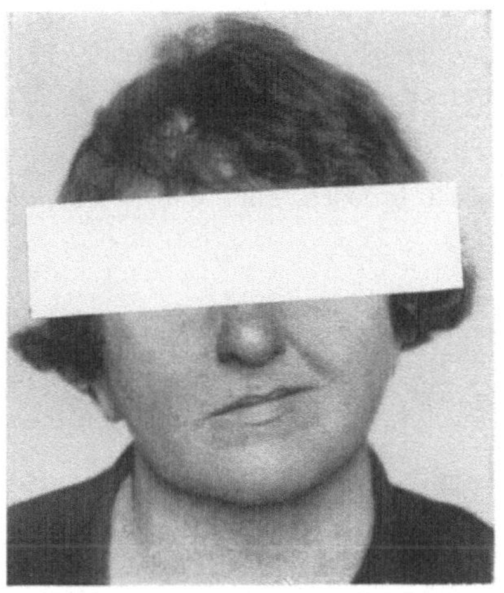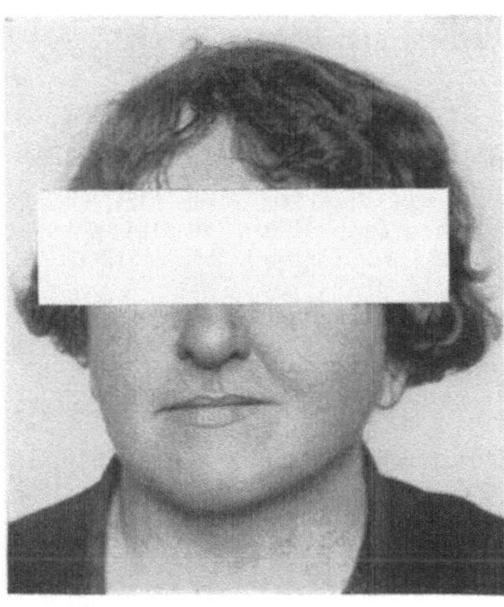

a   b

Abb. 62. Paretischer Mundwinkel durch endoral eingepflanzten Masseterlappen (BRUNNER-PICHLER) gehoben.

FURET haben sich eine Reihe von Forschern wie LÖHLEIN, BARDEN-HEUER, HACKENBRUCH, MANASSE, KÖRTE usw. mit diesem Problem beschäftigt, ohne aber zu besonders ermunternden Resultaten zu gelangen.

Aussichtsreicher erscheinen die Versuche, durch Einpflanzung aktiver Muskelfasern das gelähmte Gebiet zu beleben. In Betracht kommen als Materiallieferanten die Musculi temporalis und masseter. So wird vom vorderen Rand des letzteren ein nach unten freier, fingerbreiter Lappen abgetrennt. Derselbe wird in drei Zipfel gespalten, von denen je einer in der Nasolabialfurche, oberhalb und unterhalb des Mund-winkels angeheftet wird. In dieses Gebiet gelangt man, indem man die Haut von einer Incision in der Nasolabialfalte (LEXER) oder ent-lang des unteren Randes des horizontalen Unterkieferastes (JONESCU) aus abhebt. Zur Hebung des Augenwinkels dient ein Muskellappen aus dem M. temporalis. Zu diesem gelangt man durch einen Vertikal-schnitt in der behaarten Schläfengegend. KATZENSTEIN führt einen Teil des Lexerschen Temporalislappens ins Unter- und Oberlid, während der Rest durch einen frei transplantierten Streifen aus der Fascia lata zum Mundwinkel geführt wird. Je eine kleine Incision am oberen und unteren Augenlid, sowie ober dem Mundwinkel ermöglichen dieses Vorgehen. ROSENTHAL trennt vom M. temporalis einen breiteren Lappen ab, der in drei Anteile geteilt unter dem Außenrand des M. orbicularis oculi verteilt wird. Ein ähnlicher Lappen vom M. masseter wird in die mimische Muskulatur des Mundwinkels verpflanzt. Der Autor erwartet von dieser Einpflanzung aktiver Muskelfasern eine Neurotisierung der gelähmten Muskeln, die in 3—4 Monaten eintreten soll. Nach BRUNNER-PICHLER kann diese Einpflanzung von Masseterfasern in den Mundwinkeln auch intraoral, also ohne äußere Narbe vorgenommen werden. Aber auch durch diese Methoden läßt sich nur eine Besserung, keine vollkommenen Erfolge erzielen.

Literatur zu Korrekturen bei Facialislähmungen und Paresen.

BRUNNER-PICHLER: Arch. klin. Chir. **1926**, 140 u. Wien. klin. Wschr. **1928**, 25.
BURK: Bruns' Beitr. **100** (1916).
BUSCH: Jber. preuß. Armee **1906**.
EITNER: Med. Klin. **1931**, 17.
GERSUNY siehe MOSZKOWICZ.
KATZENSTEIN: Zbl. Chir. **1916**, 548.
KIRSCHNER: Bruns' Beitr. **86** (1913).
LEXER: BIER-BRAUN-KÜMMEL, Chirurgische Operationslehre. Leipzig: Joh. Ambr. Barth 1914.
MOMBERG: Belg. klin. Wschr **1910**, 1015.
MOSZKOWICZ: Wien. klin. Wschr. **1928**, 32.
ROSENTHAL: Zbl. Chir. **1916**, Nr. 490.

V. Faltenkorrekturen.

A. Faltenspannungen.

Faltenspannungen gehören heute zu den für den Kosmetiker wichtigsten Operationen, da sie ungemein häufig verlangt werden. Gleichzeitig sind sie für ihn ein heikles Problem der Indikationsstellung, da unter dem Publikum durch Laienpublikationen, Vorträge, Filme usw. übertriebene, falsche Vorstellungen über Leistungsfähigkeit und Anwendungsbereich dieser Operationen verbreitet sind. Wenn man da nicht die nötige Vorsicht walten läßt, wird man häufig Enttäuschungen erleben und verursachen. Faltenspannungen sind Hautexcisionen, die eine Beseitigung des Hautüberschusses bezwecken, der durch den als Abnützungserscheinung auftretenden Elastizitätsverlust der Haut und die Lockerung des Unterhautgewebes eintritt. Da man aber aus begreiflichen Gründen sichtbare Narben zu vermeiden trachtet, werden diese Excisionen gewöhnlich nicht an Ort und Stelle vorgenommen, sondern oft in beträchtlicher Entfernung. Berücksichtigt man die immer noch vorhandene weitere Dehnungsfähigkeit der Haut und die Tätigkeit der mimischen Muskeln, so wird man sich je nach der Örtlichkeit ein Bild von der Wirksamkeit des Eingriffes machen können. Jedenfalls darf man von diesen Methoden nicht mehr erwarten, als sie halten können, d. h. die Beseitigung eines ausgiebigen Hautüberschusses. Wenn wir unter Falten Hautduplikaturen oder größere, durch Dehnung von Haut und Unterhautgewebe dislozierte Partien verstehen, wird man durch Excisionen Besserung erzielen können. Wenn man aber auf diesem Wege den zwischen solchen Duplikaturen entstehenden Knickungsfurchen oder den unter Einwirkung mimischer Muskeln zutage tretenden Einziehungen beikommen will, wird man sich vergeblich bemühen.

Die Bestrebungen, auf diesem Wege kosmetische Effekte zu erzielen sind älter, als es der Literatur nach scheinen würde. Man hat solche Eingriffe wohl schon früher gelegentlich versucht, hat es aber mit Rücksicht auf die seinerzeitige Einstellung gegenüber kosmetischen Indikationen vermieden, darüber zu publizieren. HOLLÄNDER bringt 1912 die erste Erwähnung. *Verfasser* hat im selben Jahr bereits mehrmals die später von Joseph publizierte Schnittführung allerdings nicht nach eigener Idee, sondern nach mündlicher Überlieferung ausgeführt. Auch Joseph gibt an, seine Methode bereits lange vor ihrer Publikation in Gebrauch gehabt zu haben. Erst in den letzten Jahren sind diese Methoden durch PASSOT, FRÜHWALD, JOSEPH, MALINIAK, DESELAERS, LAGARDE, KROMAYER, Noel, STEIN, EITNER, LEXER u. a. in die Literatur eingeführt worden.

Methode und Aussichten der Spannungsoperationen sind je nach der Gegend, in der sie zur Ausführung kommen, verschieden. Auch die Prognose des Eingriffes ist sehr von individuellen Verhältnissen abhängig. Im allgemeinen kann man annehmen, daß die Beständigkeit des Resultates bei älteren Individuen wegen der geringeren Dehnbarkeit der Haut größer ist als bei jüngeren. Sie wird bei ruhigen Gesichtern besser vorhalten, als bei solchen mit lebhafter Mimik. Sie wird durch Pflege, Beruf, Lebensweise, Konstitution usw. beeinflußt werden. Bei richtiger Indikationsstellung und günstigen Verhältnissen kann man mit mehrjähriger Wirkung rechnen.

Die Hautspannungen im Gesicht sind als einfache Hautexcisionen zu den Eingriffen leichter Art zu rechnen, zumal die Kopfhaut günstige Heilungsverhältnisse bietet. Sie werden wohl durchwegs in Lokalanästhesie und meist auch ambulatorisch durchgeführt. Daß den Anforderungen einer aseptischen Durchführung, wozu auch entsprechendes Ausrasieren, Abkleben der Haare, ausreichender Verband usw. gehört, Genüge geleistet wird, ist trotz häufiger, gegenteiliger Forderungen von Seite der Patienten wohl selbstverständlich. Nur bei den Lidoperationen ist eine offene Wundbehandlung mit sterilisierten Schutzbrillen zweckmäßig. Gefäßligaturen werden nach Möglichkeit vermieden, da eine mangelhafte Catgutresorption manches Mal die günstige Narbenbildung stört. Für stark spannende Nähte empfiehlt sich der Gebrauch von Silkwormfäden. Roßhaar hat sich dem Verfasser für diese Zwecke nicht bewährt. Genäht wird mittels einfachen Knopfnähten. Mit der Intracutannaht konnte sich der Verfasser bei diesen Gelegenheiten nicht befreunden. Fadenentfernung bei Spannungsnähten nicht vor dem 8. Tag, nur in der Lidhaut vom 5. Tag an. Ist irgendwo infolge von vorzeitiger Fadenentnahme eine Wunde aufgegangen, wird sofort sekundär genäht. Bei Verdacht auf Neigung zur Keloidbildung Präventivbestrahlung mit Radium bald nach Entfernung der Nähte.

1. Stirnspannungen.

An der Stirne findet sich gewöhnlich ein System von parallelen, horizontalen Querfalten, die durch die Kontraktionen des Musculus

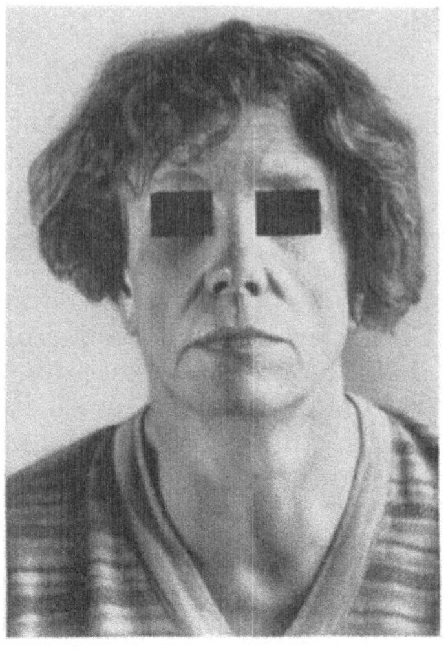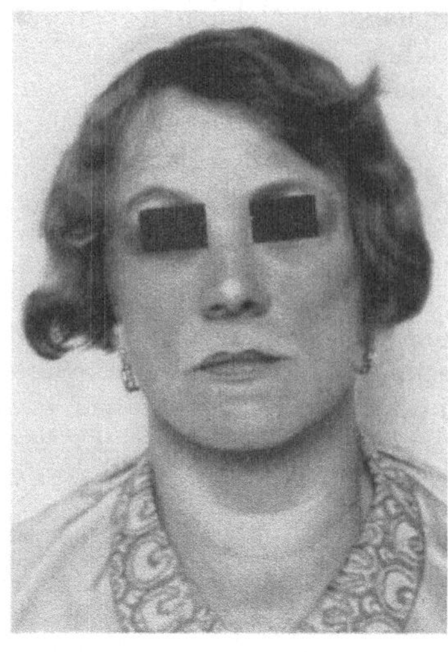

a   b

Abb. 63. Resultat einer Stirnspannung durch Hautexcision an der Haargrenze (EITNER) und Wangenspannung.

frontalis hervorgerufen werden. Ferner treten in der Glabellargegend auch kurze vertikale oder schief nach oben und außen verlaufende Falten

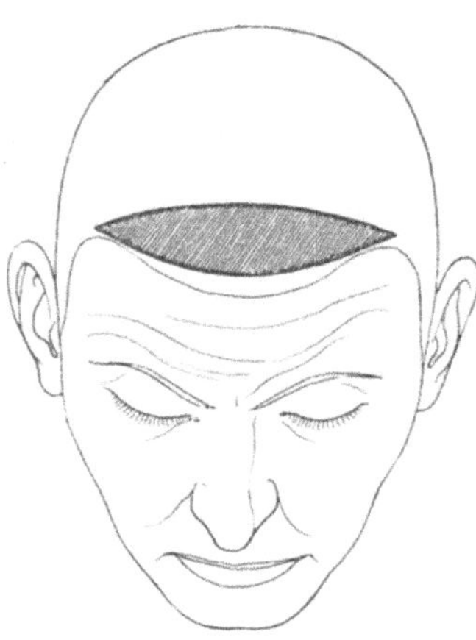

auf, die aus dem Zusammenwirken der entsprechenden Anteile beider Orbicularis oculi hervorgehen. In beiden Fällen finden sich zunächst in diesen Richtungen verlaufende Knickungsfurchen, zwischen denen sich später bei stärkerer Ausdehnung der Haut Falten erheben. Eine Aussicht auf Erfolg besteht für den Eingriff nur im letzteren Fall. Empfohlen wird die Excision eines beiderseits spitz zulaufenden Hautstreifens hinter der Stirnhaargrenze von einer oberen Schläfenpartie bis zur anderen. Die Breite des Streifens richtet sich nach der Dehnbarkeit der Haut, ist aber möglichst ausgiebig zu wählen. Spannung nach Möglichkeit mittels Silkwormnähte. *Verfasser* pflegt die Excision nicht hinter der Stirn-

Abb. 64. Hautexcision hinter der Stirnhaargrenze.

haargrenze, sondern an dieselbe zu legen, so daß der Hautverlust in die unbehaarte Haut fällt. Erfahrungsgemäß bleibt es in den meisten Fällen nicht bei einer Spannung, sondern sie wird nach einigen Jahren wiederholt. Aber auch eine einzelne ausgiebige Spannung rückt die Haargrenze beträchtlich nach oben. Zur Beseitigung der Knickungsfurchen wäre eine Ausschaltung der Stirnmuskeln nötig. *Verfasser* hat seinerzeit versucht dies durch Alkoholinjektionen in die zugehörigen motorischen Nervenäste zu erreichen, hat aber keine eindeutigen Resultate erzielen können. Denselben Weg ist später auch BOURGUET gegangen, anscheinend mit demselben negativen Erfolg, denn er empfiehlt weiter die Durchschneidung der versorgenden Facialisäste. Gelegentliche Ausbreitung der Lähmung auf die Oberlider paralysiert er durch einen eigenen Eingriff. Später berichtet SICCARD und PASSOT über bessere Erfolge mit Alkoholinjektionen. Bei besonders stark ausgeprägten Falten der Glabellargegend hat *Verfasser* eine senkrechte Excision vorgenommen, welchem Beispiel später auch JOSEPH und andere folgten.

2. Lidspannungen.

Eigenartigen Charakter zeigt die Haut der Augenlider. Sie ist dünn, mit dürftiger Unterhautschicht ausgestattet und ohne Panniculus.

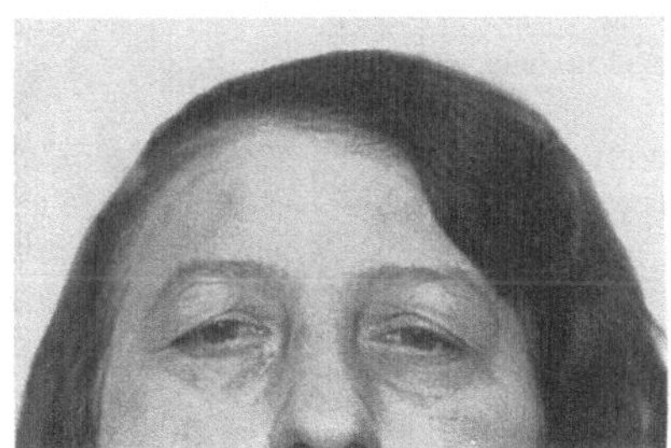 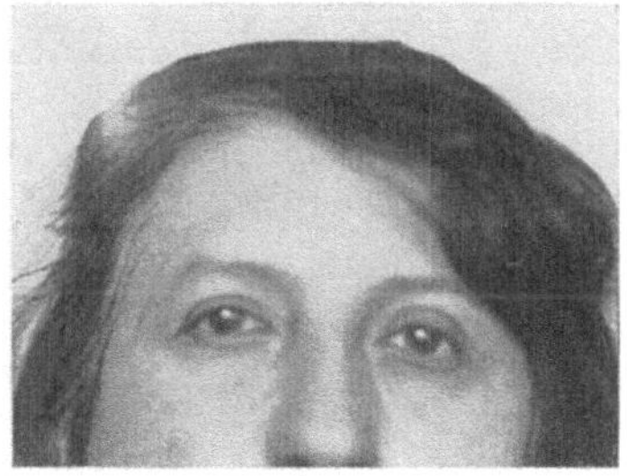

a   b

Abb. 65. a Stark gedehnte Oberlider. b Dieselben nach semilunarer Streifenexcision.

Dabei ist sie durch den konstanten Lidschlag hervorragend in Anspruch genommen. Ihre zarten elastischen Elemente unterliegen relativ früh der Abnützung. Man sieht daher die Folgen hier zu allererst auftreten. Schon bei jugendlichen Individuen sind sie zu beobachten. Manchmal wird die Erscheinung durch chronische Entzündungsvorgänge beschleunigt. Allerdings zeigt die Lidhaut auch für die Korrektur günstige Eigenschaften. Sie bildet nämlich infolge der Dürftigkeit ihrer Unterschichten so zarte Narben, daß dieselben als nahezu unsichtbar bezeichnet werden können. Die Falten der Lidhaut sind sowohl im Ober- wie im Unterlid Querfalten, die sich parallel zum Lidrand legen. Für die Korrektur werden gewöhnlich (Noel, Stein u. a.) sichelförmige Excisionen über dem Orbitalrand empfohlen. *Verfasser* benützt diese Methode nur für das Oberlid, wo die Lidhaut ihren Charakter weit über den Orbitalrand hinaus beibehält. Am unteren Orbitalrand geht die Lidhaut bereits in die Wangenhaut über. Man gerät daher leicht in eine Zone, die keine so günstigen Narben mehr bildet. Außerdem muß man, um ausreichenden Effekt zu erzielen, einen gewissen Zug ausüben, der aber wieder die

Gefahr einer Ectropiumbildung in sich birgt, die beim Unterlid immer
droht. *Verfasser* hat daher schon vor 20 Jahren eine andere Schnitt-

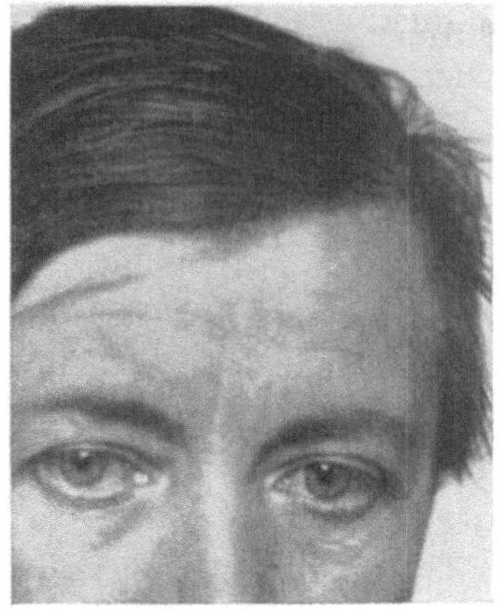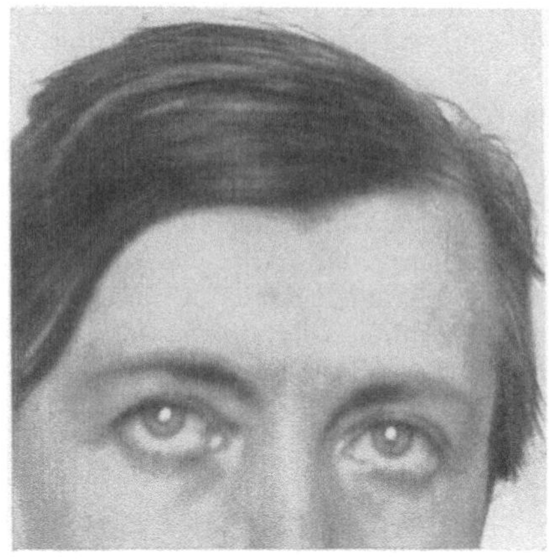

a   b

Abb. 66. Resultat einer Unterlidspannung nach Eitner.

führung gewählt. Dieselbe wurde auch vor einigen Jahren, wie folgt
mitgeteilt. Der Schnitt erfolgt knapp unter dem Lidrand und wird

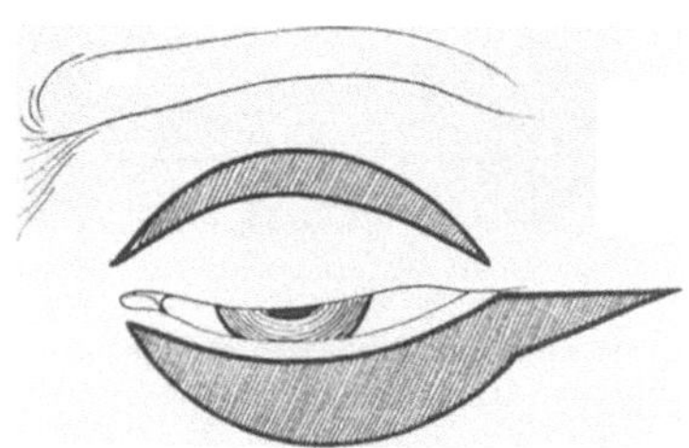

Abb. 67. Hautexcisionen am Ober- und
Unterlid nach Eitner.

vom inneren bis über den äußeren
Lidwinkel hinaus fortgeführt. Von
ihm aus wird die Lidhaut nach
abwärts abgehoben. Durch Excision eines dreieckigen Läppchens
unterhalb des äußeren Lidwinkels
ergibt sich die Möglichkeit, das
Lid in dieser Richtung glatt zu
spannen ohne ein Ectropium zu
riskieren. Es erübrigt nur noch,
den Hautüberschuß, der unter
dem Lidrand zutage tritt, zu ent-
fernen und die Wunde ohne Spannung zu schließen. Auch Joseph
hat diese Schnittführung später empfohlen.

3. Tränensackoperation.

Mit der einfachen Ausdehnung der Lidhaut wird eine Erscheinung
häufig verwechselt, die der Volksmund Thränensäcke nennt. Es ist dies
eine Vorwölbung der Lidhaut, die sich aber bei genauerer Untersuchung
nicht als einfache Hautausdehnung darstellt, sondern deutlich eine weiche
Füllung aufweist. BOURGUET ist der Ansicht, daß es sich in diesen
Fällen um einen Austritt von Orbitalfett durch die Fascia orbitalis
handelt. Während Bourguet bestimmte typische Lücken in der Fascie
beschreibt, an denen dieser Fettaustritt erfolgt, hat Verfasser im Verein
mit KESTENBAUM gefunden, daß besonders im Unterlid nicht ein Austritt

von Orbitalfett durch Lücken in der Fascie stattfindet, sondern eine
Ausdehnung und Vorwölbung der Fascie durch das Orbitalfett zustande

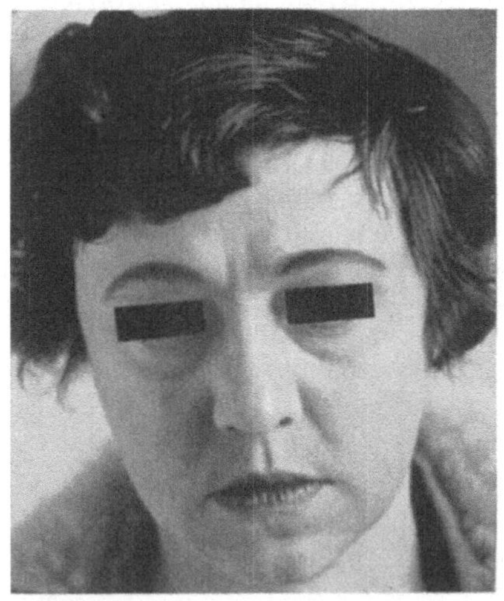

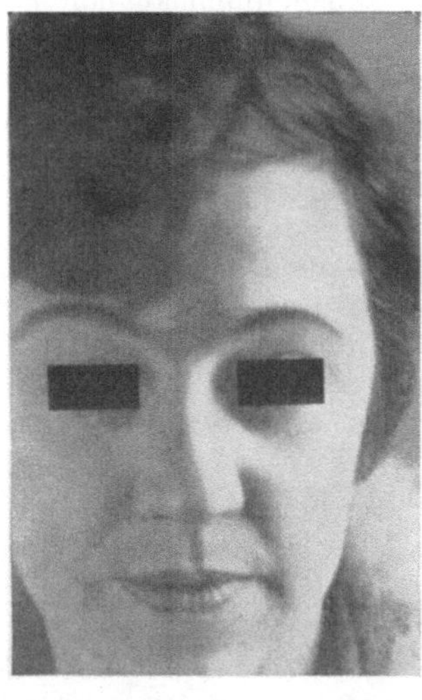

a   b

Abb. 68. Steatoblepharon bei jüngerer Frau durch Entfernung des Fettprolapses und
Dopplung der Fascia orbitalis in horizontaler Richtung korrigiert.

kommt. Ursache scheint eine mangelhafte Widerstandsfähigkeit derselben gegenüber dem Druck des vom Gewicht des Bulbus vorgetriebenen
Fettes zu sein. Die Erschei-
nung ist nicht gerade ein
Senilitätssymptom, son-
dern kommt manchmal
auch bei Jugendlichen vor.
KESTENBAUM und EITNER
haben dafür den Namen
Steatoblepharon vorgeschla-
gen. Manche Autoren
(NOEL, STEIN) suchen
diese Veränderung durch
die einfache Spannung der
Unterlidhaut zu korrigie-
ren. Ein Dauererfolg ist
aber auf diesem Wege
nicht zu erreichen, da die
Fettvorquellung die Haut
wieder ausdehnt. BOUR-
GUET korrigiert den Trä-
nensack ohne äußere

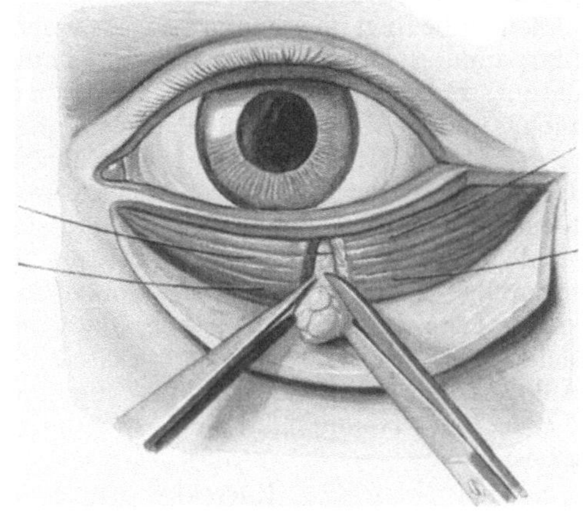

Abb. 69.
Tränensackoperation nach EITNER-KESTENBAUM.
Senkrechte Spaltung des M. orbicularis.

Narbe, indem er von einer Incision im Conjunctivalsack aus die Fett-
vorfälle freilegt, abträgt und die Lücken in der Fascie durch Naht
schließt. KESTENBAUM und EITNER fanden, daß diese Methode nur für

jugendliche Individuen geeignet sei, da bei älteren Leuten immer auch
eine Lidhautdehnung vorhanden ist, deren Beseitigung eine Incision
von außen unumgänglich macht. Sie incidieren daher so wie bei der
Lidspannung, legen die Vorwölbung frei, durchdringen den Orbicularis-
stumpf, spalten die Fascie quer über der Vorwölbung und tragen das
vorquellende Fett ab. Durch Übereinanderlegen der Fascie und Dopplung der angrenzenden Orbiculariszüge wird ein verstärkter Wider-
stand gegen das neuerliche Vorquellen des Orbitalfettes geschaffen.
Bei sehr stark ausgeprägten Fällen erscheint die Fascie so verdünnt,
daß sie auch in gedoppelter Lage nicht genügt, um das Vorquellen des
Fettes zurückzuhalten. Man spaltet diesfalls den Orbicularis in vertikaler Richtung, trägt das Fett ab und faßt beim Nähen die Orbicularis-
fasern so weit seitwärts, daß die Verkürzung derselben die nötige Spannung schafft. Bei querer Spaltung und Verschluß würde man in solchen

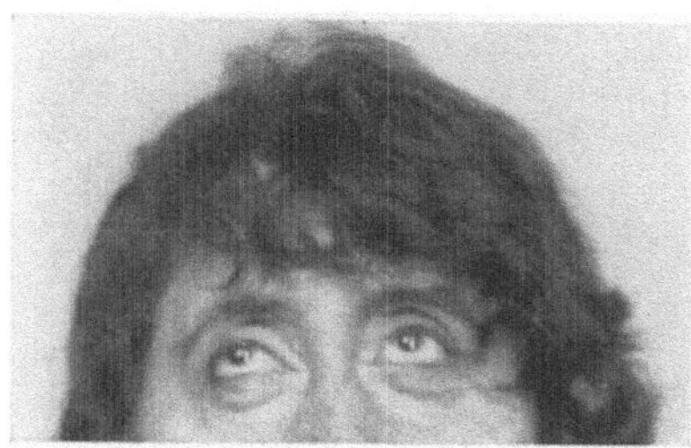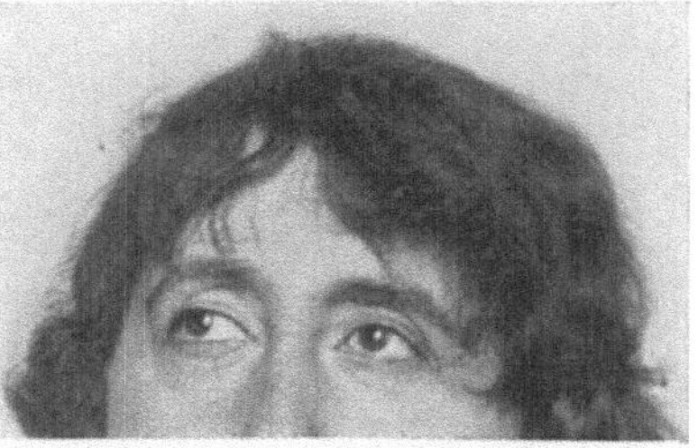

Abb. 70. Steatoblepharon bei 50jähriger Frau. Korrektur durch senkrechte Spaltung des
M. orbicularis.

Fällen unbedingt ein Ectropium erzeugen. Hautverschluß wie bei der
Lidspannung. Für die versenkten Nähte verwendet Verfasser feinstes
Catgut, für die oberflächlichen Seidenknopfnähte. Neuester Zeit wird
auch zu den Muskel- und Fasciennähten Seide verwendet. Es wird
in den Conjunctivalsack durchgestochen und daselbst geknüpft, so daß
der Faden von dort aus wieder entfernt werden kann. Trotzdem fallen die
Narben gewöhnlich so günstig aus, daß sie nach längerer Zeit überhaupt
nicht mehr zu erkennen sind. Andere Autoren (Halla) sprechen sich
gegen das Nähen bei Lidoperationen aus und wollen den Verschluß
in der Tiefe durch Knüpfen von Gewebsfasern, in der Haut durch Ver-
kleben mit Pflasterstreifen bewerkstelligen. *Verfasser* hält diesen Verschluß schon mit Rücksicht auf die nötigen Spannungen für unver-
läßlich. Hunt empfiehlt die Verwendung federnder Klammern bei der
Excision.

4. Korrektur von Krähenfüßen.

Krähenfüße nennt man ein System von Runzeln oder Falten, deren
jede vom äußeren Augenwinkel radiär gegen die Schläfe zieht. Sie verdanken den Kontraktionen des lateralen Anteiles des Orbicularis ihre
Entstehung, insbesondere ein über dem unteren Orbitalrand in die
Haut einstrahlender Faserzug dieses Muskels kompliziert dieses Falten-
system oft durch auffallende Nebenfalten.

Handelt es sich um Falten, so kann eine Hautexcision, die an den lateralen Augenwinkel anschließt, Abhilfe bringen. Eine Beeinflussung dieser Falten durch Excisionen in der behaarten Schläfengegend, wie sie von mancher Seite empfohlen wird, ist wohl kaum möglich. Aber auch jene wird nur dann von Dauer sein, wenn gleichzeitig eine Resektion der schuldtragenden Faserzüge des Orbicularis vorgenommen wird, worauf KESTENBAUM und EITNER schon seinerzeit hingewiesen haben. Bei Knickungsfurchen ist diese Resektion unter allen Umständen nötig.

5. Wangenspannung.

Die meistgeübte Operation unter den Spannungen ist die Wangenspannung. Sie ist zugleich derjenige Eingriff unter den Spannungen,

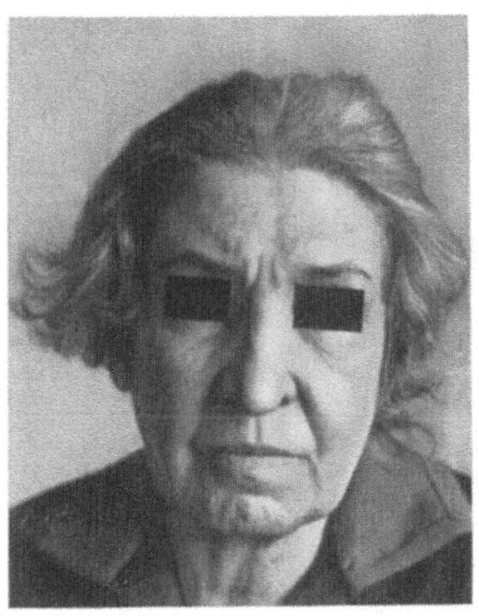
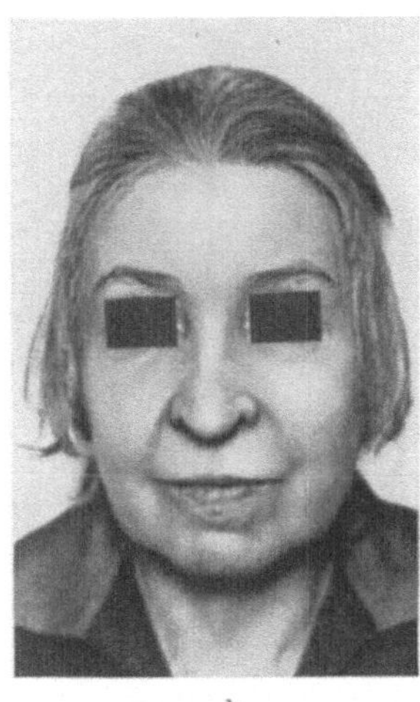

Abb. 71. Hängewangen und senkrechte Glabellarfalten durch Excisionen (nach EITNER) korrigiert.

dessen Indikationsstellung am häufigsten verfehlt wird. Durch Excisionen in der Schläfengegend, eventuell vor und hinter dem Ohr, soll die Haut bis zur Nasolabialfalte, zu den Mundwinkeln eventuell bis in die Unterkinngegend und obere Halspartie gespannt werden. Die große Entfernung der Excisionsstellen vom Orte der beabsichtigten Wirkung, die kräftige, antagonistisch wirkende Muskulatur der Mundumgebung und die mimische Beweglichkeit gerade dieser Partie begünstigen die nachträgliche Dehnung der gespannten Haut. Man hat mit einer solchen für alle Fälle zu rechnen. In Konsequenz dieser Erfahrung ist *Verfasser* immer dafür eingetreten, diese Spannungen möglichst ausgiebig durchzuführen. Die Befürchtung der dauernden Verziehung irgendwelcher Gesichtsteile teilt Verfasser auf Grund seiner Erfahrungen, sofern es sich nicht um stark senile Haut handelt, nicht. Wenn Mund und Augenwinkel nach der Operation noch so verzogen aussehen, nach 8—14 Tagen hat die Gesichtsmuskulatur schon dafür gesorgt, daß sie sich wiederum

in ihrer richtigen Position befinden. Eine Indikation zu diesen Eingriffen sieht Verfasser nur in der starken Ausdehnung der Wangenhaut
mit Lockerung des Unterhautgewebes, die zur Bildung überhängender
Säckchen in der Wangengegend (Hängebacken) oder zum Aufwerfen
von Falten in dieser Partie führt. Die durch Muskelzug erhaltenen
Nasolabialfalten, sowie die aus der Tätigkeit des Ringmuskels hervor-
gegangenen Mundwinkelfalten, lassen sich nicht ausspannen. Hingegen
läßt sich durch ausgiebige Wangenspannung eine gewisse Wirkung
auf die Haut der Unterkinn- und oberen Halsgegend ausüben. Besonderes
Augenmerk ist bei der Indikationsstellung zur Wangenspannung auf
den Zustand der Zähne resp. der Kiefer zu richten. LANDESBERGER
hat auf die Veränderungen hingewiesen, die schon das Abkauen der
Zähne, besonders der Molaren, bereits in einem Alter zwischen 40 und 50

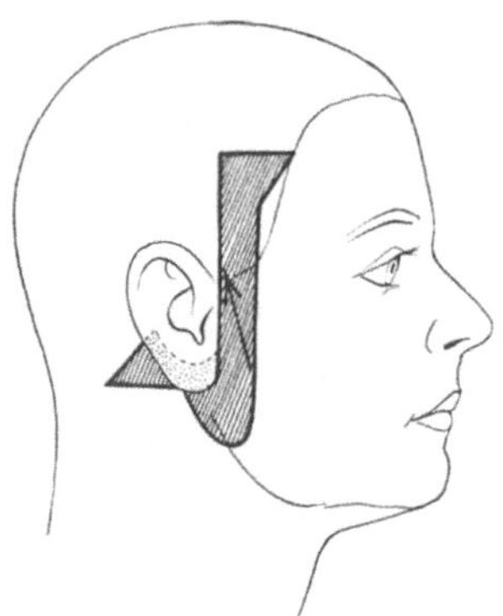
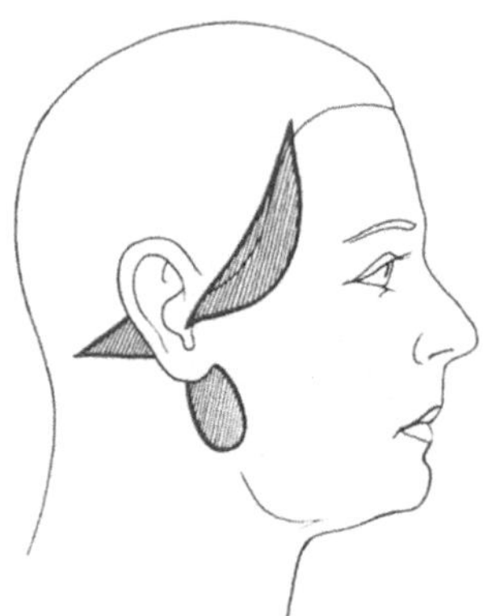

Abb. 72. Hautexcision bei Hängewangen.   Abb. 73. Hautexcision bei Hängewangen.
     Schnittführung nach JOSEPH.   Schnittführung nach EITNER.

nach sich ziehen kann. Noch ärger wird dies natürlich dann, wenn
Zahnmangel mit konsekutiver Atrophie des Alveolarfortsatzes eintritt.
Schon der Mangel von 3—4 Zähnen kann ein merkliches Einsinken
der Wangen zur Folge haben. Besteht völliger Zahnmangel, so tritt
durch die starke Annäherung der atrophischen Kiefer eine derartige
Entspannung in den Weichteilen der unteren Gesichtshälfte ein, daß
jeder Korrekturversuch sinnlos erscheinen muß. Es ist in solchen Fällen
auf eine ausreichende Paralysierung solcher Defekte durch entsprechende
Prothesen zu achten.

Eine wirksame Methode zur Ausspannung dieser Partie ist die von
JOSEPH beschriebene Hängebackenoperation. Ihre Schnittführung ist
am besten aus der Skizze ersichtlich. Die Schattenseite derselben ist
nur die teilweise ungedeckte Narbe an der vorderen Ohrgrenze bis zum
Läppchenansatz. Insbesondere wenn man eine ausgiebigere Wirkung
auf die Hals- und Unterkinngegend ausüben will und an der letzteren
Stelle stark spannt, schneidet oft der Faden ein und erzeugt eine sichtbare
Narbe. Auch eine nachträgliche Breitenausdehnung der Narbe wird
nicht selten beobachtet. JOSEPH hat aus diesem Grunde die Methode
dahin modifiziert, daß er mit dem Schnitt hinter dem Tragus vorüber-

geht. Auch FRÜHWALD hat eine Modifikation des Verfahrens empfohlen. Der kritischeste Anteil des Schnittes aber unter dem Ohrläppchenansatz läßt sich nicht vermeiden. *Verfasser* hat daher, wie später auch LEXER, eine ausgiebigere Excision in der Schläfengegend und eine ebensolche hinter dem Ohr als Ersatz empfohlen, wobei das Stück zwischen Tragus und Läppchenansatz narbenfrei bleibt. Die Spannungsrichtungen konvergieren gegen das obere Ende des Ohransatzes. Die Excision wird neuerer Zeit so angelegt, daß die obere Grenze in dem Haaransatze, die untere in die freie Wangenhaut fällt. Es hat sich nämlich im Laufe der Jahre ergeben, daß der Eingriff bei vielen Leuten von Zeit zu Zeit wiederholt wird. Excidiert man da immer in der behaarten Schläfengegend, so rückt die Haargrenze bald bedenklich scheitelwärts. Eine gelegentliche Verziehung der unteren Ohrhälfte gibt sich bald wieder von selbst. Andere (Noël usw.) empfehlen kleinere Excisionen in der behaarten Schläfengegend, vor dem oberen Ohransatz, unter dem Ohrläppchen usw. Nach den Erfahrungen des Verfassers sind diese nicht von länger dauernder Wirksamkeit.

Besondere Maßnahmen zur Ausmessung und Markierung der zu excidierenden Partien, wie sie von manchen mit vieler Umständlichkeit beschrieben werden, hält Verfasser für überflüssig. Bei einiger Übung wird man unschwer das richtige Gefühl für eine halbwegs symmetrische Anlage der Excisionen aufbringen. Besonders heikel ist übrigens das Problem nicht, da kleine Asymmetrien in der Gesichtsbildung und den Spannungsverhältnissen der Haut bei jeden Menschen zu finden sind, ohne daß sie störend auffallen.

6. Korrektur von Doppelkinn und Kinnsack.

Doppelkinn nennt man eine zwischen den unteren Mandibularästen sitzende Vorwölbung, die durch reichliche Fettanlagerung bedingt ist, und einen zweiten Kinnvorsprung vortäuscht. Kinnsack ist ein durch Hautausdehnung entstandenes, sackähnliches Gebilde in derselben Gegend ohne bedeutende Fetteinlagerung.

Das Doppelkinn wird gewöhnlich durch eine elliptische Hautexcision in der Querfalte unter dem Kinn korrigiert, von der aus ein möglichst großer Fettkeil entfernt wird. Bei starker Fettansammlung kommt man aber mit dieser Excision nicht aus und ist gezwungen eine längsgerichtete Excision zu machen. Es darf aber nicht übersehen werden, daß dieselbe eine wesentlich auffallendere Narbe hinterläßt. Mäßige Grade von

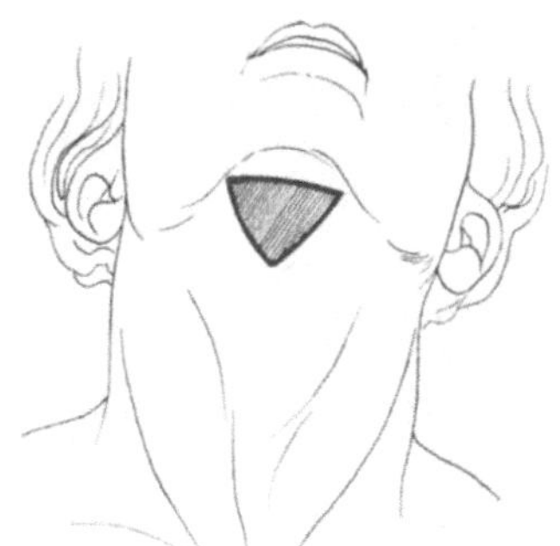

Abb. 74. Haut- und Fettexcision bei Doppelkinn.

Kinnsack werden durch eine ausgiebige Hängebackenoperation beseitigt. Bei exzessiven Formen wird man um die längsgerichtete Excision nicht herumkommen und die auffallende Narbe in Kauf nehmen müssen.

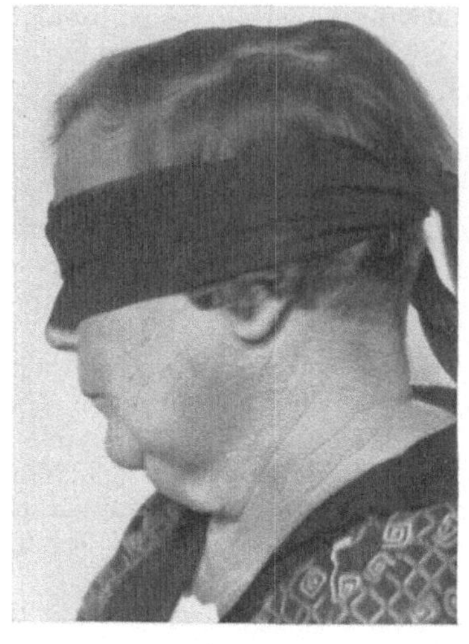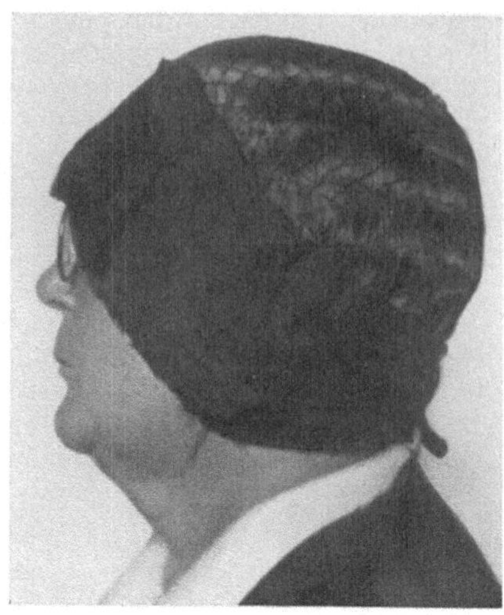

a   b

Abb. 75. Kinnsack durch Excision vor und hinter den Ohransatz gebessert.

7. Halsspannungen.

Die Halshaut zeigt verschiedene Falten, wenn sie sich ausdehnt.
Es handelt sich hier hauptsächlich um Bewegungsfalten. Die Spannung

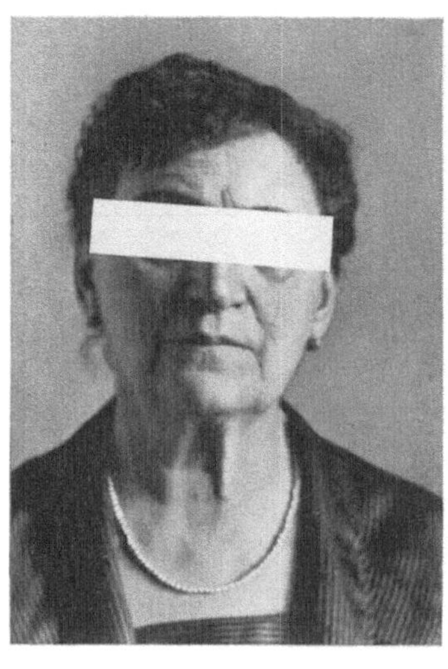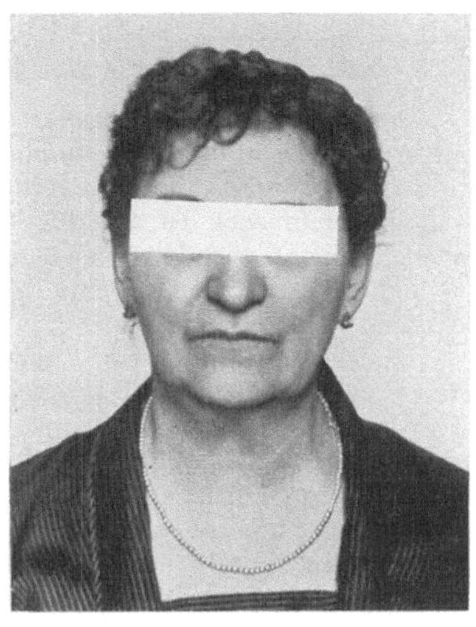

a   b

Abb. 76. Resultat einer Halshautspannung nebst Lid und Wangenspannung.

derselben ergibt im allgemeinen eine bessere Prognose als die Muskel-
falten. Da sind zunächst ein oder mehrere Ringfurchen. Dieselben
treten bei Frauen oft schon im jugendlichen Alter auf. Bei weiterer

Ausdehnung kommt es auch zur Bildung senkrecht verlaufender Falten, besonders in der vorderen Halspartie.

Für die Ringfurchen gibt es keine operative Therapie. Auf die oberen Partien der Halshaut kann man mit der Hängebackenoperation einwirken. Auch eine Excision am hinteren Ohrabsatz, die bis in die behaarte Hinterhauptzone reichen kann, spannt die seitliche Halshaut. Ebenso werden ovaläre Excisionen in der behaarten Hinterhauptpartie angewendet. NOEL empfiehlt zur Spannung der Halshaut eine spindelförmige Excision größeren Umfanges in der Nackengegend. Dieselbe ist wohl besonders für die senkrechten Halsfalten wirksam, hinterläßt aber eine auffallend plazierte Narbe. Noch in die Augen springender

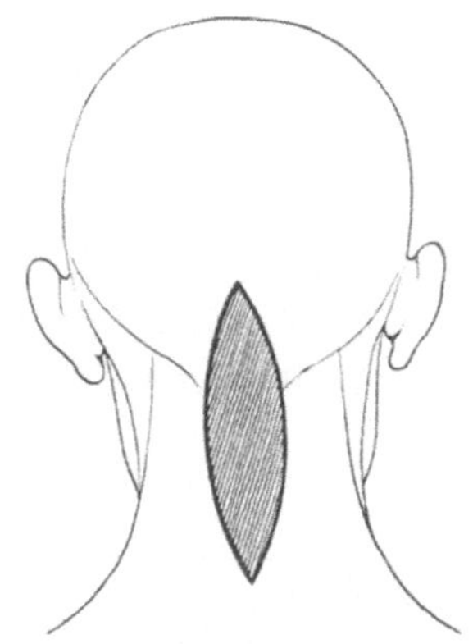

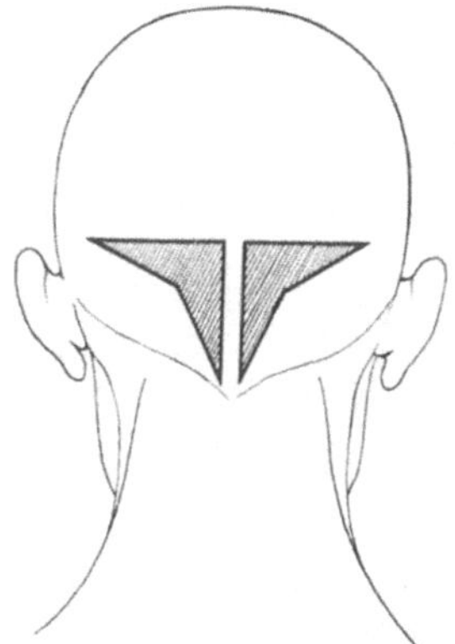

Abb. 77. Hautexcision im Nacken zur Spannung der Halshaut nach NOEL.

Abb. 78. Hautexcisionen am Hinterhaupt zur Spannung der Halshaut.

sind senkrechte Excisionen an der Vorderseite des Halses. Trotzdem werden sie manchmal ausgeführt. KROMAYER spannt die vordere Halshaut durch eine Excision am hinteren Rand der Sternocleidomastoideus.

B. Faltenkorrektur mittels Paraffininjektionen.

In richtiger Erkenntnis des Umstandes, daß gewisse Formen von Falten besser durch Unterfütterung als durch Spannung zu korrigieren sind, wendet man seit der Einführung der Paraffininjektionen in die Therapie dieselben auch für diese Zwecke an. Es gilt natürlich auch in diesen Fällen das früher über diese Methode Angeführte (S. 8). Sehstörungen werden allerdings nur von Injektionen im Bereiche der Nase berichtet. Hingegen kommen hier eher Ortsveränderungen der Depots vor. Verfasser hat in früherer Zeit Paraffininjektionen in großer Zahl für diese Zwecke ausgeführt ohne unangenehme Komplikationen zu erleben. Er hat es allerdings immer vermieden, größere Mengen, d. h. mehr als $1/4$ oder $1/2$ ccm Paraffin auf einmal zu injizieren oder größere Depots an einer Stelle zu vereinigen. Auch in der Auswahl der Injektionsstellen wurde mit einer gewissen Vorsicht vorgegangen. Verwendet wurde ausschließlich Hartparaffin in kaltem Zustand. Dasselbe wird in flüssigem Zustand mit etwas Vaselin in eine Schraubenspritze gefüllt, abgekühlt und dann als starrer Faden in das Gewebe gepreßt.

Viele Autoren lehnen die Anwendung von Paraffininjektionen überhaupt ab, weil man häufig Mißerfolge beobachtete. Allerdings fallen nach den Erfahrungen des Verfassers der größte Teil dieser Mißerfolge einer mangelhaften Technik zu Lasten. Insbesondere kann man zu große Depots, unrichtig plazierte Depots, an ungeeigneten Stellen gesetzte oder intracutan applizierte oder in Massen gedrängte Depots antreffen. Es soll aber zugegeben werden, daß auch die gelungene Injektion nicht gerade einen idealen Zustand schafft, da das Depot als harter Knoten tastbar bleibt und unter Umständen auch Sensationen verursacht. Verfasser verwendet das Verfahren gegenwärtig nur mehr in Ausnahmefällen. Den absolut ablehnenden Standpunkt gegenüber demselben vertreten HACKER, ROSE, BLEGVAD, MONCORPS u. a., für dasselbe treten außer ECKSTEIN, CATTANI, FRIEDENTHAL u. a. ein.

Die Entfernung mißliebiger Depots ist je nach der Stelle, an der sie sich befindet, verschieden schwierig *(Verfasser)*. Bei spärlichem oder fehlendem Unterhautgewebe (Nase) wird das Depot bindegewebig eingekapselt. Solche Depots sind leicht zu entfernen. Liegt das Depot aber im fettreichen Unterhautgewebe (Wange) so wird es im Laufe von Jahren abgebaut und durch Granulationsgewebe substituiert, das sich schließlich in ein sehr resistentes Narbengewebe umwandelt, das noch lange Zeit Reste des Paraffins eingeschlossen enthält. Diese Depots sind meist schwer zu entfernen. Es bleibt oft nichts anderes übrig, als die ganze veränderte Partie zu excidieren, was gewöhnlich einen merkbaren Defekt hinterläßt. In seltenen Fällen kommt es im Verlaufe der Resorption des Paraffins zu einer stärkeren Proliferation des Granulationsgewebes, die zur Bildung von Tumoren führt, welche das ursprüngliche Depot an Größe mehr oder weniger übertreffen. Auch *Verfasser* konnte 3 Fälle von solchen Paraffinomen beschreiben.

C. Fettunterpolsterung im Gesicht.

Schon vor etwa 14 Jahren hat *Verfasser* wiederholt Gelegenheit gehabt, Einsenkungen der Wangen, die durch die Entfernung von Paraffindepots entstanden waren, auszufüllen. Er hat dies teils durch freie Fetttransplantation, teils durch Implantation anderer Materialien bewerkstelligen können (1920). Im weiteren Gefolge hat sich die Fetttransplantation als das zweckmäßigste Verfahren erwiesen. Es war naheliegend, dieses Vorgehen auch bei der Korrektur stark einschneidender Nasolabialfalten zu verwenden. *Verfasser* hat dies auch in vielen Fällen getan und wiederholt darüber berichtet. Auch ROY hat später ein ähnliches Vorgehen empfohlen. Neuester Zeit hat MOSZKOWICZ das Verfahren zur Wangenauffüllung bei Hemiatrophia facialis verwendet.

Verfasser entnimmt das zu transplantierende Fettstück dem Panniculus der Bauchhaut, und zwar in ungefähr dreifachen Ausmaß des zu erwartenden Bedarfes. Beim Zuschneiden auf die erforderliche Form geht ein Drittel verloren. Die Bereitung des Bettes für das Implantat geschieht von einer Incision in der Mundschleimhaut über dem Mund-

winkel aus. Nach stumpfer Perforation der hier dünnen Muskelschicht
gelangt man leicht unter die äußere Haut, geht unter der Nasolabialfalte
bis zum Nasenflügel nach aufwärts. Hierauf erfolgt eine mäßige Verbreiterung des Bettes. Sorgfältige Blutstillung. Einführung des Implantates bei exakter Abdeckung der Umgebung. Muskelnaht und
Schleimhautnaht. Das unmittelbare Resultat ist meist eine starke Über-
korrektur, die den Patienten erschreckt. Da aber das übertragene Fett
zum Teil resorbiert wird, ist das Endresultat gerade entsprechend.
Moszkowicz sticht einen starken Troikart vor den Tragus von außen
ein und stopft das Fett in kleinen Stücken unter die Haut.

Literatur zu Faltenkorrekturen.

BLEGVAD: Ugeskr. Laeg. (dän.) **90**, Nr 13.
BOURGUET: Monde med. **15 III** (1926); **15 I** (1928). — Arch. franco-belg. Chir.
1928, 4.
CATTANI: Kosmetische Paraffininjektionen. Bern: A. G. Hallwag 1924.
DAVIS: Plastic. surg. Philadelphia: P. Blakistonsons & Co. 1919.
DESSELAERS: Rev. españ. Med. y Cir. **1928**, No 119. — Bull. Soc. franç. Dermat.
32, 8.
ECKSTEIN: Berl. klin. Wschr. **1906**, 45. Arch. Chir. **1932**, 4.
EITNER: Med. Klin. **1919**, Nr 3; **1920**, Nr 4. — Wien. med. Wschr. **1919**, Nr 5;
1924, Nr 18; **1927**, Nr 30; **1928**, Nr 37. — Wien. klin. Wschr. **1928**, Nr 36. —
Med. Klin. **1931**, Nr 17.
FRÜHWALD: Wien. med. Wschr. **1922**, Nr 32.
GILLIES: Plast. surg. of the face, Oxford Press 1920.
HALLA: Wien. med. Wschr. **1928**, 42.
HOLLÄNDER: Handbuch der Kosmetik von MAX JOSEPH, S. 688. Leipzig: Veit &
Co. 1912.
HUNT: Plast. surg. of the head, Neck and Face. New York-Philadelphia: Lea &
Febiger 1926.
JOSEPH: Dtsch. med. Wschr. **1921**, 11. — Nasenplastik und sonstige Gesichts-
plastik nebst einem Anhang über Mammaplastik, Bd. 3. Leipzig: Curt
Kabitzsch 1931.
KROMAYER: Dtsch. med. Wschr. **1929**, 22.
LAGARDE: Amer. J. Surg. **3**, Nr 2 (1927).
LANDESBERGER: Med. Klin. **1923**, 5.
LEXER: Zbl. Chir. **15**, 927 (1928). Wiederherstellungschirurgie. Leipzig: J. A. Barth
1931.
MALINIAK: Med. Times **55**, Nr 3, 57 (1927).
MONCORPS: Zbl. Hautkrkh. **1929**, 28.
MOSZKOWICZ: Med. Klin. **1930**, 40.
NOEL: La chirurg. esthetique. Paris: Masson et Comp. 1926.
PASSOT: R. Bull. Soc. franç. Dermat. **32**, 8. — Chir. esthetique pure. Paris 1931.
ROSE: Bruns' Beitr. **134**, H. 2, 244.
ROY: The Laryngoscope **31**, 65 (1921).
STEIN, R.: Wien. klin. Wschr. **1927**.

VI. Lippenplastiken.

Abweichungen von der normalen Form der Lippen sind zweifellos
kosmetische Störungen, die oft eine Abhilfe erfordern. Wir unterscheiden
auch hier angeborene und erworbene Difformitäten. Die ersteren sind
die häufigeren. Wir können sie in Größenanomalien, Formveränderungen und Spaltbildungen einteilen. Bei den erworbenen wird es sich
öfter um Defekte handeln, die Ersatzplastiken erfordern. Korrekturen

an den Lippen können im allgemeinen als dankbare Eingriffe bezeichnet
werden. Die Form der Lippen ist relativ einfach. Es wird von ihr nicht
viel mehr verlangt als daß sie sich in gewissen beschränkten Dimensionen bewegt. Eingriffe können vom Lippenrot oder der Mundschleimhaut aus vorgenommen werden ohne sichtbare Zeichen zu hinterlassen.
Die Heilungsverhältnisse in diesem Gebiet sind günstige. Die einzige
Unannehmlichkeit ist die Beeinträchtigung der Nahrungsaufnahme
während der Heilung. Aber auch diese ist durch die Verabreichung
flüssiger und halbflüssiger Nahrung weitgehend einzuschränken. Alle
Eingriffe können unter Lokalanästhesie vorgenommen werden. Das
Haupterfordernis ist Achtung auf Symmetrie und Exaktheit bei der
Bildung von Formen und Rändern.

1. Lippenverkleinerung.

Die Größenverhältnisse der Lippen können nach allen Richtungen
über das gewohnte Maß hinausgehen. Wir müssen zwischen dem Lippenrot und dem Körper der Lippe unterscheiden. Häufig sind Verdickungen

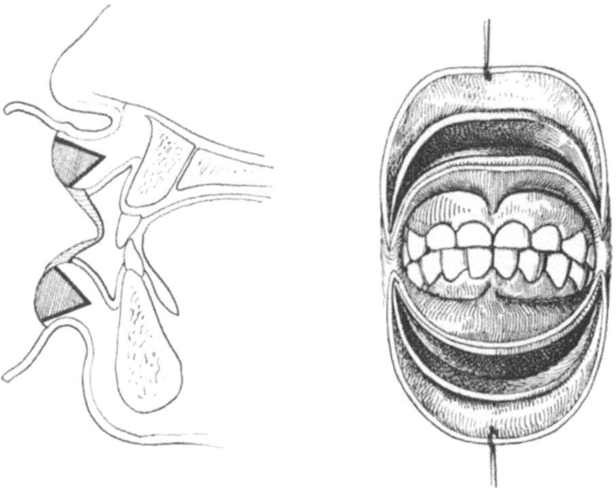

Abb. 79. Quere Keilexcision aus der Lippe unter der Lippenrothaut (EITNER).

der Lippe, die beide Anteile betreffen. Wir finden sie als angeborene
Erscheinung (Rassenmerkmal), durch Tumoren (Hämangiome, Fibrome,
Lymphangiome, Adenome), ferner durch pathologische Prozesse (Ekzeme,
Skrofulose, Cheilitis glandularis, Fordycesche Krankheit, Akromegalie
usw.) verursacht. Manche von diesen Deformationen sind nur durch
ein operatives Eingreifen zu beheben.

Eine scheinbare Verdickung der Oberlippe repräsentiert die sog.
Doppellippe. Sie kommt durch einen Vorfall der Schleimhaut infolge
Lockerung des submukösen Gewebes zustande und stellt eine zum
Lippenrot parallele Falte dar.

Die einfachste Methode, Verdickungen im Bereiche des Lippenrotes
zu beheben ist die Excision eines queren, von einem zum anderen Mund-

winkel reichenden Keiles. *Verfasser* hat seinerzeit empfohlen, diese Abtragung submukös vorzunehmen, indem die Incision durch einen Bogenschnitt auf die Innenseite der Lippe verlegt wird. CATTANI und neuestens JOSEPH sprechen sich für die direkte Keilexcision aus.

Ebenso kann man bei der Doppellippe die Schleimhautfalte nach FRITZE und REICH einfach excidieren. Besser ist es, die Schleimhaut von einem bis an den Alveolarfortsatz reichenden Bogenschnitt aus abzupräparieren (GERSUNY). Hierauf wird das lockere submuköse

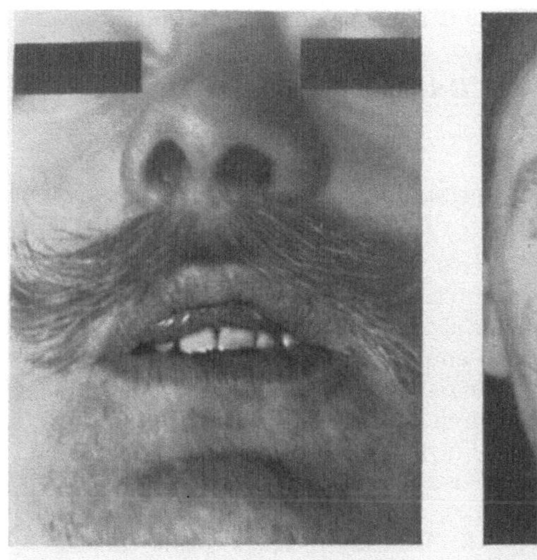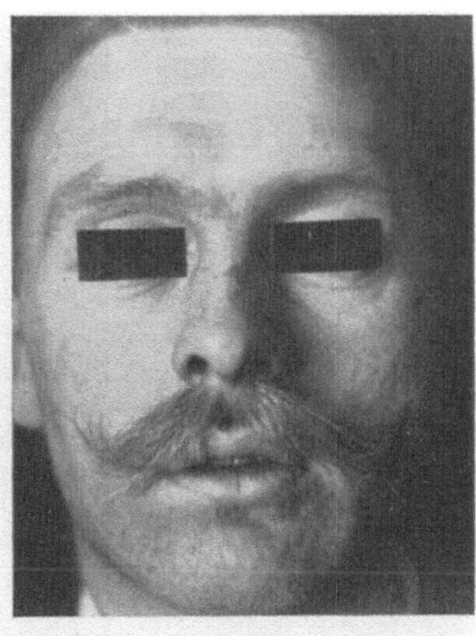

Abb. 80. Doppellippe durch Schleimhautplastik nach GERSUNY korrigiert.

Gewebe entfernt und die Schleimhaut nach entsprechender Verkürzung wieder angenäht.

Bei Verdickungen des gesamten Körpers einer Lippe genügen oft ebenfalls Abtragungen des submukösen Gewebes. In anderen Fällen sind auch senkrechte Keilexcisionen oder Kombinationen in Betracht zu ziehen.

2. Verschmälerung der Lippen,

d. h. Verkürzung der Mundspalte kann unter Umständen wünschenswert erscheinen. Sie ist auf verschiedenem Wege zu erreichen. Für geringe, sich auf einige Millimeter erstreckende Verkürzungen genügt die Abtragung des Lippenrotes in beiden Mundwinkeln mit nachfolgender Vernähung derselben. Bei ausgiebigerem Vorgehen in dieser Richtung muß man mit der Auffälligkeit der Narben rechnen. JOSEPH berichtet, in einem solchen Fall die Narben wieder excidiert und den Defekt durch zwei vom Mundwinkelansatz zum Nasenflügelrand hinziehende Läppchen aus der Oberlippe ersetzt zu haben. Der Effekt soll dadurch, daß die Narben nicht mehr in der Verlängerung der Mundspalte liegen, besser sein. Schließlich läßt sich auch durch vertikale streifenförmige Excisionen aus der ganzen Dicke der Ober- und Unterlippe eine Verkürzung der

Mundspalte erzielen. Es wird im speziellen Fall zu überlegen sein,
ob die immerhin sichtbaren Narben dem ursprünglichen Zustand vorzuziehen sind.

3. Verkürzung der Lippen.

Eine scheinbare Verkürzung des Körpers der Oberlippe in vertikaler
Richtung ist durch Vorschieben der Columna zu erreichen (S. 11).
Sollte eine solche effektiv nötig sein, so wäre sie wohl durch eine durchgehende Excision eines Querstreifens unter Schonung des Lippenrotes
möglich. Ähnlich liegen die Verhältnisse bei der Unterlippe.

4. Korrektur des Ectropiums der Lippen

geschieht durch quere Keilexcision, eventuell submukös (S. 74).

5. Korrekturen am Lippensaum.

Unregelmäßigkeiten im Verlaufe des Lippensaumes, wie sie besonders
bei Verletzungen leicht entstehen, sind, wenn kein Materialmangel
besteht, durch Anfrischung und richtige Adaptierung zu korrigieren.
Ähnliche Verbesserungen ergeben sich häufig als Nachkorrekturen nach
Hasenscharatenoperationen. Es empfiehlt sich da gewöhnlich, das
Lippenrot beiderseits auf eine kurze Strecke abzutrennen, die Unregel-
mäßigkeit im Lippenkörper durch eine kleine Lappenverschiebung
zu korrigieren und dann das Lippenrot
wieder anzunähen.

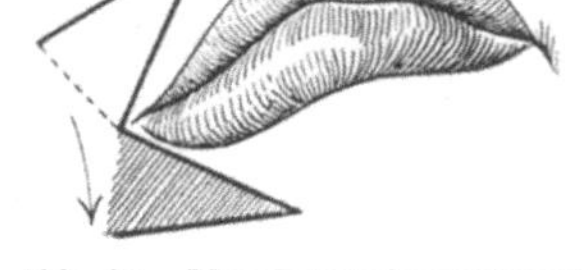
Abb. 81. Mundwinkelversetzung
nach LEXER.

6. Versetzung eines Mundwinkels.

Die Schnittführung zur Versetzung eines
Mundwinkels mittels eines Hilfslappens aus
der Ober- oder Unterlippe (LEXER) geht
am besten aus der Skizze hervor.

7. Verziehungen des Lippenrotes

meist durch Narben in der Umgebung erfordern ebenfalls ähnliche
Lappenplastiken.

8. Lippenfisteln.

Fisteln im Bereiche des Lippenrotes sind seltene Erscheinungen,
gewöhnlich kurze Blindsäcke, sie müssen in toto excidiert werden.

Korrektur der Lippenspalten.

Die angeborenen Lippenspalten sind die häufigsten Mißbildungen
des Gesichtes. Dies gilt insbesondere von den seitlichen Oberlippen-
spalten. Die mediane Oberlippenspalte ist selten. Unterlippenspalten
liegen immer median und sind außerordentlich selten. Die seitliche
Oberlippenspalte kann einseitig oder auch doppelseitig auftreten. Man
nennt sie Hasenscharte. Wir finden alle Ausbildungsgrade von der
leichten Einkerbung im Lippenrot bis zur durchgehenden, sich auf

den Gaumen fortsetzenden Spalte. Einseitige Hasenscharten treten
häufiger links als rechts auf und bei männlichen Individuen öfter als
bei weiblichen. Sie beginnen seitlich neben dem Filtrum und setzen
sich nach oben außen in der Richtung gegen das Nasenloch fort. Wird
das letztere erreicht, so spricht man von einer vollständigen Hasenscharte. Je näher der Spalt an die Nase heranreicht, desto stärkere
Veränderungen zeigt die Form derselben. Das Nasenloch ist auf dieser
Seite verbreitert, der Flügel abgeflacht und nach außen verzogen. Die
Nasenspitze weicht ebenfalls nach derselben Seite ab. In manchen
Fällen ist die Lippenspalte nur durch eine seichte Furche oder einen
hellen Streifen angedeutet.

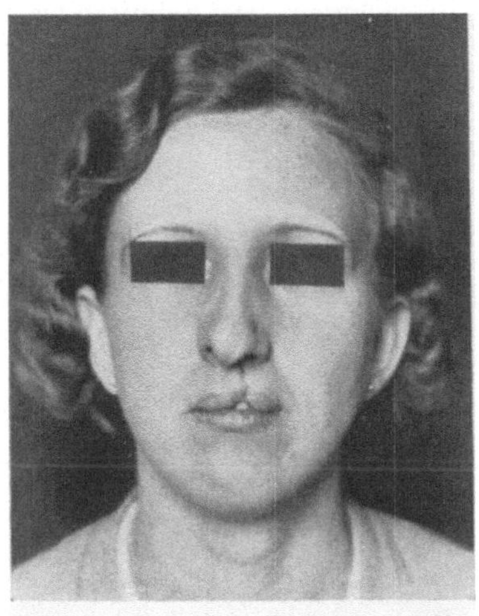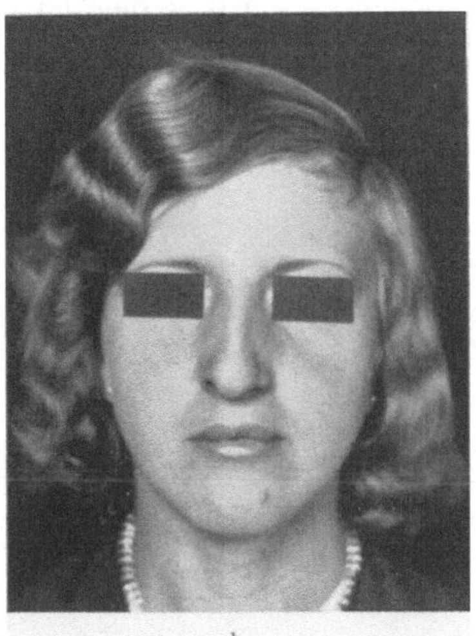

Abb. 82. Zustand nach im Säuglingsalter durchgeführter Hasenschartenkorrektur. Aus-
gleich des Lippenrotes durch ein MIRAULTsches Läppchen und Verbesserung der Narbe
durch Excision und Naht in drei Schichten, Nasenflügelkorrektur.

Hasenscharten höheren Grades werden heute meist am Säugling korrigiert, so daß im späteren Alter nur mehr Nachkorrekturen vorkommen.
Über den Zeitpunkt, in welchem die Korrektur vorgenommen werden
soll, gehen die Meinungen auseinander. Frühoperationen (WOLFF,
BROPHY, THOMPSON, KLAPP) in den ersten Lebenswochen werden von den
meisten Autoren abgelehnt. Gewöhnlich wird das 3.—6. Lebensmonat
als richtiges Alter erachtet. Manche ziehen es vor auch noch später zu
operieren. Verfasser zieht den Eingriff von der 13. Lebenswoche an in
Betracht. Maßgebend ist in erster Linie der Ernährungszustand des
Kindes, den der Pädiater zu beurteilen hat. Die Korrektur doppel-
seitiger Hasenscharten, die als schwererer Eingriff zu werten ist, wird
besser bis zur Vollendung des 6. Lebensmonates verschoben. Diese
Eingriffe werden im allgemeinen in Narkose vorgenommen, jedoch
verdient der Vorschlag MAYERs, in Lokalanästhesie zu operieren, weil
damit der Blutverlust sehr verringert wird, entschieden Beachtung.
Für Korrekturen und Nachkorrekturen im späteren Alter kommt im

allgemeinen nur Lokalanästhesie in Betracht. Spalten, die sich auf
Alveolarfortsatz, harten und weichen Gaumen fortsetzen, überschreiten
den Rahmen der kosmetischen Indikation und sollen hier keine Berücksichtigung finden.

1. Einseitige Hasenscharten.

Unvollständige einseitige Hasenscharten bereiten gewöhnlich keine
Schwierigkeiten. Man kommt oft mit der einfachen Anfrischung durch
Abtragung der Schleimhautbegrenzungen der Einkerbung und exaktem
Verschluß von Lippe und Lippenrot aus. Ansonsten stehen eine
Menge älterer Methoden zur Verfügung, die alle auf eine ausgiebige
Darstellung des Tuberculum lab. sup. hinauslaufen. Die Schnittführung
nach NELATON, MIRAULT, HAGEDORN sind aus den Skizzen ersichtlich.

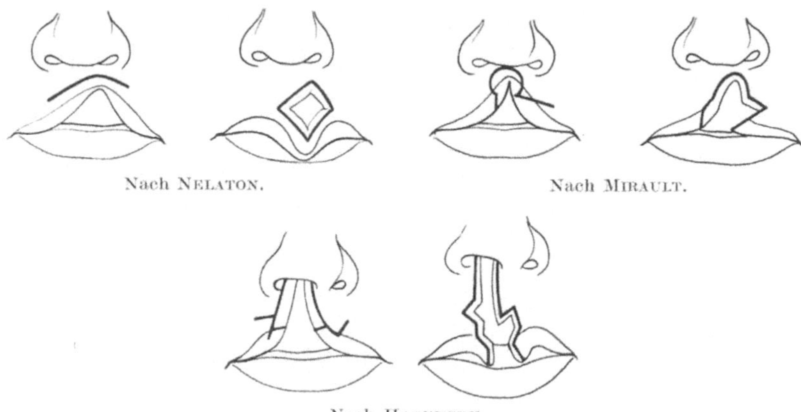

Abb. 83. Schnittführung zur Korrektur einseitiger Hasenscharten.

MALGAIGNE bildet nebst Anfrischung des Spaltrandes auf jeder Seite
ein Lippenrotläppchen und vernäht in gleicher Weise.

WOLFF verwendet die Langenbecksche Lippensaumverziehung zur
Hasenschartenkorrektur. Die Lippe wird etwas medial vom Mundwinkel bis nahe an den anderen abgelöst. Nach Vereinigung der
ursprünglichen Spaltränder wird das Lippenrot stark nach innen verschoben und so gegeneinander geklappt, daß der Vorsprung der neuen
Lippe genau in der Mitte liegt. Der Lippensaum wird dann mit der
Oberlippe vernäht.

Diese Methoden sind aber für eine gute kosmetische Korrektur einer
vollkommenen Hasenscharte nicht ausreichend und versagen schon,
wenn außer der Einkerbung der Oberlippe noch eine Verziehung der
einen Nasenseite oder ein Defekt in der Ringmuskulatur der Oberlippe
besteht. Es ist da zum mindesten notwendig, durch eine anschließende
Keilexcision, die tief in das Vestibulum hineinreicht, für die Herstellung
der Symmetrie zu sorgen. Oft ist auch eine Keilexcision aus der Nasenspitze, am oberen Ende des Nasenloches notwendig.

Bei vollständigen einseitigen Hasenscharten wird neuerer Zeit auf eine getrennte Behandlung von Schleimhaut und Haut, eventuell auch der Muskelschichte Wert gelegt (MAYER, HÄRTEL, FRÜND, HAGENTORN, CATES usw.). Es wird daher bei der Anfrischung die Schleimhautauskleidung der Spalte sorgfältig erhalten, eventuell sogar ein Stück von der Haut des Nasenbodens zum Schleimhautverschluß, der dann ohne Spannung erfolgen kann, herangezogen (s. Abb. 85). Dazu ist eine weitreichende Isolierung der Schleimhaut von der Muskulatur notwendig. Ebenso wird die äußere Haut vom Ringmuskel abgehoben. Vereinigung der Anteile desselben in vertikaler Richtung, die sich nun

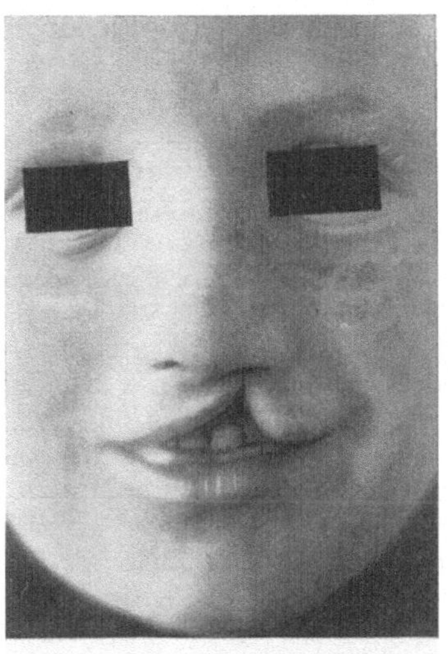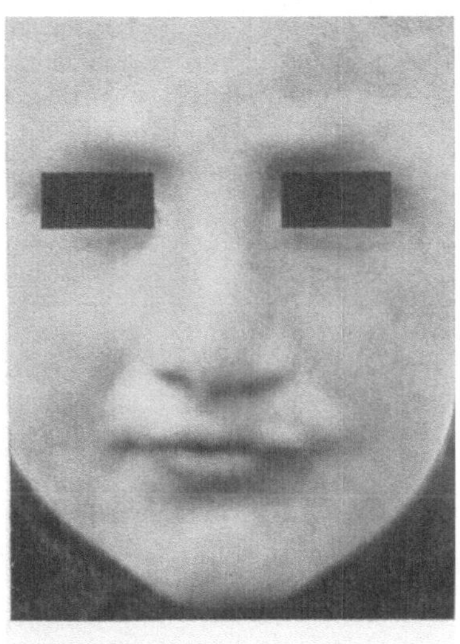

Abb. 84. Vollkommene einseitige Hasenscharte mit leichter Verziehung des Nasenflügels bei 3jährigem Knaben.

leicht zusammenziehen lassen. Auch die Hautnaht erfolgt nun ohne Spannung. Zur Formung des Tuberculums werden zwei Malgaignesche Läppchen gebildet. HAGENTORN löst das Lippenrot bis zu den Mundwinkeln ab und formt durch Übereinanderlegen der medialen Enden ein erhabenes Tuberculum.

2. Doppelseitige Hasenscharten.

Man richtet sich bei diesen nach der Beschaffenheit des Zwischenkiefers. Selten ist dieser so lang wie die Lippenhälften, so daß man nur allseitig die Ränder anzufrischen und zu vernähen braucht. Andernfalls wird er rund- oder V-förmig oder polygonal umschnitten und entsprechend in die Nachbarschaft eingefügt.

Gewöhnlich ist der Zwischenkiefer aber mehr oder weniger vorspringend. Manchmal hängt er sogar knapp unter der Nasenspitze. Die Reposition dieses Zwischenkiefers ist das erste Problem bei der

Korrektur. Dieffenbach hat dasselbe einfach eingedrückt. Neuerer Zeit wird die Reposition entweder durch eine Keilexcision aus dem Vomer (Blandin) oder durch die submuköse lineare Durchtrennung nach Bardeleben vorgenommen. Bei derselben wird von einer Incision am unteren Rand des Vomer Periost und Schleimhaut beider Seitenflächen abgehoben und der Vomer mit einer Schere senkrecht nach aufwärts linear durchschnitten. Beim Hineindrücken des Zwischenkiefers schieben sich die beiden Anteile des Vomer übereinander. Auf diese Art wird die Durchtrennung der A. nasopalatina, die eine starke Blutung und Ernährungsstörung im Zwischenkiefer zur Folge haben kann, vermieden.

Das Abtragen des Zwischenkiefers (Lorenz), selbst wenn es rudimentär entwickelt ist, kann wegen des Ausfalles der Unterlage für Oberlippe und Nasensteg nicht empfohlen werden.

Das zweite Problem ist die Verwertung der Hautbedeckung des Zwischenkiefers, des Filtrums. Früher wurde es zur Bildung der Oberlippe verwendet (Mirault, König, Hagedorn). Sitzt das Zwischenkiefer aber nahe an der Nasenspitze, so wird dieselbe stark herabgezogen und die Nase zur Plattnase deformiert. Außerdem ist das Filtrum gewöhnlich zu kurz, um für die ganze Breite der Lippe zu genügen, so daß unter dem Nasensteg eine Vorwölbung entsteht, während der Teil, der das Tuberculum aufweisen soll, stark gespannt erscheint. Diese Nachteile werden durch die Reich-Mattische Operation vermieden. Das Wesen derselben besteht in einer Trennung des Zwischenkiefers von der bedeckenden Haut (Filtrum), einer Lösung desselben von der Nase und der Verwendung des Filtrums zur Bildung eines häutigen Septums.

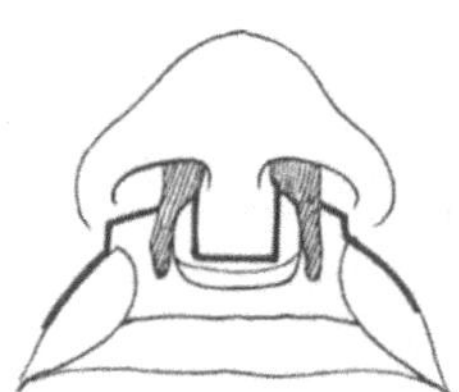

Abb. 85.
Hautschnitt zur Operation der doppelseitigen Hasenscharte. (Nach Mayer.)

Der Verlauf der Schnittführung ist folgender: Hautschnitt an der Lippenrotgrenze nach Skizze. Ablösung des Lippenrotes und der angrenzenden Hautteile an Filtrum und Oberlippen. Stumpfe Ablösung der Schleimhaut bis an die Alveolarfortsätze. Abtrennung des Filtrums vom Zwischenkiefer und Fortsetzung des Schnittes in das knorpelige Septum. Mobilisierung des Zwischenkiefers nach Bardeleben, eventuell nach Blandin. Zurückdrücken desselben in die Reihe der Alveolarfortsätze ohne Verziehung der Nase. Zusammenklappen des Filtrums mit der Hautfläche nach außen. Die so gebildete Platte wird in den Defekt im knorpeligen Septum, der beim Zurückdrücken des Zwischenkiefers entstanden ist, eingefügt.

Der letzte Akt ist die Vereinigung der seitlichen Lippenteile. Dieselbe ist gewöhnlich nicht so ohne weiteres möglich, da dieselben zu kurz sind. Es ist vielmehr eine ausgiebige Mobilisierung bis weit in die Wange hinein nötig. In manchen Fällen kann auch eine Umschneidung der Nasenflügel zweckmäßig sein. Esser nimmt sogar 2 Lappen aus der Nachbarschaft der Nasenwangenfurche zur Verlängerung der Lippenteile mit. Die Schleimhautnaht erfolgt in zwei seitlichen Nahtlinien entsprechend den ursprünglichen Spalten, die Hautnaht in der Mittellinie. Sind die Nasenflügel abgetrennt, so werden sie zum Schlusse eingefügt. Ist das Material zur Bildung der entsprechenden Lippendicke nicht ausreichend, so kann ein Schleimhautlappen aus der Unterlippe (LEXER) oder ein keilförmiger Lappen aus dem Unterlippenkörper (NEUBER-ABBÉ) herangezogen werden. MATTI empfiehlt die aus dem Filtrum gebildete Platte im untersten Teil zu spalten, auseinander zu biegen und mit dem Nasenflügel zu vernähen, so daß man dadurch eine Umsäumung der Naseneingänge erhält. Diese Maßnahme erscheint überflüssig, da am Nasenrand ohnehin genügend Hautmaterial vorhanden ist.

Bei schwächlichen Kindern kann eine Teilung des Eingriffes in zwei Akte (FRÜND) empfehlenswert sein. Der erste Akt ist dabei nur der Reposition des Zwischenkiefers gewidmet, die meist eine heftige Reaktion mit hohem Fieber zur Folge hat. Die Nachbehandlung hat das größte Gewicht auf die Überwachung der Ernährung zu legen, die von erfahrener Seite zu erfolgen hat. Um der Erstickungsgefahr vorzubeugen, legt man bei der Operation durch Pflaster fixierte Drainröhrchen in die Nasenöffnungen ein. Dieselben können eventuell durch entsprechend geformte Elfenbeinoliven, Metall- oder Celluloidröhrchen ersetzt werden. Entspannungsverbände für die Lippennaht werden vielfach empfohlen, sind aber nicht immer notwendig.

Literatur zu Lippenplastiken.

BARDELEBEN: Verslg balt. Ärzte Rostock 1868.
BROPHY: III. Congr. dent. Paris 1900; Zbl. Chir. **1911**, 2, 1488.
CATES: B. B. Internat. J. Med. 41, Nr 1 (1928).
CATTANI: Schweiz. med. Wschr. **1923**, 4. — Schweiz. Rdsch. Med. **13,** Nr 35.
DIEFFENBACH: Chirurgische Erfahrungen, 1834.
EHRENFELD: Arch. klin. Chir. **144** (1927).
EITNER: Wien. med. Wschr. **1913**, 28; **1919**, 5.
ESSER: Arch. f. Chir. **112 VI,** 139 (1919).
FRITZE-REICH: Plast. Chir. 1845.
FRÜND, H.: Münch. med. Wschr. **1928**, 25.
GERSUNY: Wien. med. Wschr. **1903**, Nr 48.
HAGEDORN: Chir. Zbl. **1892**, Nr 14.
HAGENTORN: Zbl. Chir. **55**, Nr 9 (1928).
HERTEL: Zbl. Chir. **44**, 192 (1929).
HUNT: Plast. surg. of the Head, Neck and Face. New York-Philadelphia: Lea a.
　　Febiger 1926.
JOSEPH: Nasenplastik und sonstige Gesichtsplastik nebst einem Anhang über
　　Mammaplastik, Bd. 3. Leipzig: Curt Kabitzsch 1931.
KLAPP in KIRSCHNER-NORDMANN: Die Chirurgie, Bd. 4. Berlin: Urban u. Schwarzen-
　　berg 1927.
LANGENBECK: Dtsch. Klin. **1855**, 2.
LEXER: Wiederherstellung. Chirurgie. Leipzig: Joh. Ambr. Barth 1920 u. 1931;
　　Arch. klin. Chir. **92** (1910).
LORENZ: Dtsch. Z. Chir. **87**, 410 (1907).
MALGAIGNE: De Méd. opérat., Tome 2, p. 154. 1839.
MATTI: Zbl. Chir. **1917**, 38. — Münch. med. Wschr. **1928**, 25.
MAYER, H.: Bruns' Beitr. **135** (1926).
MIRAULT (siehe LANGENBECK): J. Chir. Malgaigne Paris **1844 II**.
NEUBER-ABBÉ siehe LEXER: Arch. klin. Chir. **92** (1910).
REICH: Zbl. Chir. **1911**, 25.
THOMPSON: Ann. Surg. **74**, 344 (1921).

VII. Narbenkorrekturen.

Narben im Gesicht und an unbedeckten Körperteilen, wenn sie größeren Umfanges sind, auffallende Eigenschaften aufweisen oder in größerer Anzahl auftreten, wirken entstellend. Narben, deren Umfang so bedeutend ist, daß sie nur unter Zuhilfenahme weiterer Übertragungen gedeckt werden können, gehören in das Kapitel Ersatzplastiken. Es ist jedoch häufig möglich, Narben, die unter ungünstigen Umständen zustande gekommen sind, einfach zu entfernen und den Gewebsverschluß unter besseren Bedingungen zu veranlassen. Wir behandeln hier also nur jene Narben, die unter Heranziehung der unmittelbaren Umgebung zu korrigieren sind.

Man unterscheidet unter diesen schlecht adaptierte Narben, verziehende Narben, Defektnarben, hypertrophische Narben, Keloidnarben, atrophische oder gedehnte Narben.

Einfach ist das Vorgehen im ersten Fall. Es handelt sich nur darum, die Narbe zu excidieren und unter sorgfältiger Adaptierung zum Verschluß zu bringen. Zu beachten ist nur, daß das gesamte Narbengewebe auch nach der Tiefe excidiert wird, weil sonst die Adaptierung nicht möglich ist. Manches Mal erweist sich die Excision flacher, parallel zur Oberfläche gerichteter Keile als notwendig. Heikler ist die Sache schon bei allen verziehenden Narben. Nur bei kleinen Narben dieser Art, die durch Anheftung an die Unterlagen verziehen, genügt die einfache Excision, um normale Verhältnisse herzustellen. Manchmal wird der Langenbecksche V-, Y-Schnitt Entspannung schaffen können. Bei Excisionen schneidet man im allgemeinen senkrecht zur Oberfläche bis unter den Bereich der Narbe. Unter Umständen erzielt man aber durch Schiefschneiden (HUNT) bessere Narben. Defektnarben, sog. eingezogene Narben erfordern neben der gründlichen Excision eine Mobilisierung der Nachbarschaft zum Verschlusse des Defektes. Das Prototyp solcher Narben sind die Narben nach Drüsen- und Fisteleiterungen in der Unterkinn- und Halspartie. Ihre Entfernung ist meist dankbar. Nur wenn sie in großer Zahl vorhanden sind, kann der Materialmangel Schwierigkeiten bereiten, so daß man zum Ersatz aus größerer Entfernung greifen muß. Manchmal empfiehlt es sich versenkte Catgutnähte zu setzen, um Unterlagen zu schaffen und die Hautnaht zu entspannen (Esser). Auch die Unterpolsterung mit freitransplantiertem Fett oder anderen Materialien, z. B. am Orbicularrand mit Ohrknorpelstücken (MONCORPS) kommt in Betracht. Abzuraten ist vom Unterspritzen mit Paraffin zwecks Hebung der Einsenkung, weil die ohnehin mindere Ernährung des Narbengewebes durch das Injekt leicht gestört wird. Manche (CATTANI) excidieren die Narbe und injizieren nachher Paraffin. Ein anderer Typus sind die kleinen Narben nekrotisierender Acneknoten, oder nach unvorsichtiger Epilation mit Elektrolyse oder Kaltkaustik. Mit etwas Geduld kann man hier ersprießlichen Nutzen schaffen, wenn man die kleinen Narben mit feinen Augeninstrumenten excidiert und mit Frauenhaar näht *(Verfasser)*. Aber auch hier kann das massenhafte Auftreten zum Hindernis werden. Etwas größere, flache, Narben, wie z. B. Pockennarben eignen sich weniger zur Excision.

Bei diesen ist die Auffrischung mit der Fräse und Deckung durch frei übertragene Cutisläppchen mehr zu empfehlen *(Verfasser)*.

Hypertrophische Narben verbessert man durch Excision oder flache Abtragung der Stränge oder Wülste. Sie verdanken ihre Entstehung meist einer chronischen Reizung. Wenn diese ausbleibt, ist bei gründlicher Arbeit eine Rezidive nicht zu befürchten. Auch auf nicht operativem Wege, wie Massage, Pepsinbehandlung, kataphoretische Behandlungen usw. ist solchen Narben beizukommen. Anders ist es natürlich bei echter Keloidbildung. In diesem Fall läßt sich nur durch Radiumbehandlung, resp. Excision mit präventiver Radiumbehandlung etwas ausrichten.

Weniger dankbar sind die atrophischen und gedehnten Narben. Wenn nicht ein Ersatz von anderer Stelle in Betracht kommt, muß man sich mit der Beseitigung der sekundären Erscheinungen, wie Pigmentation (Fräse), Teleangiektasien (Kaltkauter), Blässe (Tätowierung), begnügen. Von der Excision gedehnter Narben ist abzuraten, da man mit neuerlicher Dehnung zu rechnen hat.

Literatur zu Narbenkorrekturen.

CATTANI: Praxis. Schweiz. Rdsch. Med. **1924**, Nr 35.
EITNER: Ars med. **1920**, 6. — Wien. med. Wschr. **1922**, 4. — Cutan. Rev. St. Louis, Mai **1928**.
ESSER: Bruns' Beitr. **103**, H. 4, 19.
HUNT: Plast. surg. of the Head, Face and Neck. New York-Philadelphia: Lea a. Febiger 1926. — Amer. J. Surg. 4, Nr 3, 313.
MONCORPS: Zbl. Hautkrkh. **1929**, Nr 28.

VIII. Korrekturen der weiblichen Brüste.

1. Indikationsstellung.

Die weibliche Brust nimmt manchmal Dimensionen an, die als pathologisch zu betrachten sind. Solche übergroße Formen sind nicht ohne Beschwerden für die Trägerin. Abgesehen von Umfang und Gewicht, die sich unangenehm bemerkbar machen, haben sie auch Sensationen und Sekundärerscheinungen im Gefolge, die geeignet sind, jener den Zustand schwer erträglich zu machen. Diese Formen gelten seit langem als Problem für die Chirurgie. Die Berechtigung der Indikationsstellung stand für diese Fälle wohl niemals im Zweifel. Es ist auch begreiflich, daß mit dem Fortschreiten der chirurgischen Technik die Indikation auf weniger extreme Fälle ausgedehnt wurde, insoweit als Unannehmlichkeiten, die der Patientin aus ihrem Zustand erwuchsen, evident waren. Neuester Zeit finden wir aber eine Indikationsstellung aus anderen Motiven. Da ist vor allem die soziale Indikation. Für Schauspielerinnen, Tänzerinnen, Artistinnen ist eine gute Brustform oft Existenzfrage. Auch für Schwimm-, Sport- und Turnlehrerinnen gilt ähnliches. Ein anderes Motiv ist die psychische Einstellung der Patientin zu ihrem Schönheitsfehler. Wir wissen, daß dieselben oft in ihrer Bedeutung überwertet werden und daß Minderwertigkeitsgefühle und Depressionszustände nicht selten als Folgen auftreten, auch wenn von einer pathologischen Entartung nicht die Rede sein kann. Die Mentalität unserer Zeit mit ihrer Wertschätzung des Äußerlichen und ihren freien Lebensformen, die Verbreitung aller Arten von Sport unter den Frauen, die Notwendigkeit einer Berufstätigkeit bringen diese Erscheinungen mit sich. Eine ausgebreitete Propaganda für Körperpflege und Körperkultur, die die Möglichkeiten und Erfolge nicht immer im richtigen Lichte erscheinen lassen, besorgen das übrige. Diesen Umständen haben wir auch die letzte Gruppe von Patientinnen zu verdanken, das sind die Frauen, die eine Brustkorrektur nur aus ästhetischen Gründen anstreben. Diese rein kosmetische Indikationsstellung ist die verantwortungsvollste Aufgabe für den Operateur. Wir dürfen nicht vergessen, daß ein gewisser Grad von Hängebrust die normale Brustform des reifen Weibes darstellt und daß die als ästhetisches Ideal geltenden Jugendformen nur selten persistieren. Wenn wir uns nun, wie manche Autoren auf den Standpunkt stellen, den Wunsch der Frau als ausreichendes Motiv für die Indikationsstellung gelten zu lassen, so müssen wir damit rechnen, sehr bald einen großen Prozentsatz aller Frauen, wahrscheinlich schon vor der Ehe, aus diesem Grunde operieren zu müssen. Dies können wir aber wohl nur dann vertreten, wenn wir in der Lage sind, den Eingriff ohne wesentliche Beeinträchtigung des Organes durchzuführen und damit rechnen können, daß der kosmetische Effekt desselben auch den Erwartungen entspricht, die die Patientin daran knüpft.

Wir müssen also bei der Indikationsstellung zu dieser Operation, sowie bei der Auswahl der Methode die verschiedenen Gruppen von Fällen sorgfältig auseinanderhalten. Bei Drüsenhypertrophien wird man sich leicht entschließen, große Teile der ohnehin pathologischen Drüse zu opfern. Auch die Patientin wird über die Befreiung von Last und Beschwerden glücklich sein und an das kosmetische Resultat keine übergroßen Anforderungen stellen. Zumindestens wird sie auch ausgebreitete Narben gern in Kauf nehmen. Ähnlich liegen die Verhältnisse bei sehr großen Fettbrüsten. Schwieriger wird die Entscheidung, wenn es sich um eine mittlere Hängebrust handelt, die aus sozialer Indikation operiert werden soll. Hier wird wohl nur die genaue Erwägung der persönlichen Verhältnisse den Ausschlag geben können. Dem Umstand, daß die Existenz der Patientin von der Durchführung abhängig ist, wird bis zu einem gewissen Grad Rechnung getragen werden müssen. Voraussetzung ist natürlich, daß das zu erwartende Resultat ebenfalls den gestellten Anforderungen voll entspricht. Die größte Strenge wird bei der Beurteilung jener Fälle obwalten müssen, die nur aus kosmetischen Motiven zur Operation kommen. Abgesehen von der Erwägung, welche Bedeutung die unversehrte Persistenz der Drüse für die Frau hat, wird auch bedacht werden müssen, daß der Patientin nicht gedient ist, wenn sie ihre mittlere Hängebrust gegen ein narbenbedecktes Gebilde von nicht ganz natürlicher Form eintauscht, das sie um so mehr ängstlich verstecken muß. Man kann auf diese Weise die erwähnten psychischen Komplikationen erst recht provozieren. Bei diesen Gruppen von Fällen wird die Toleranz, die bei der Indikationsstellung Platz greifen darf, sehr von der Technik und der Erfahrung des Operateurs abhängig sein.

2. Anatomische und physiologische Vorbemerkungen.

Die normale weibliche Brust enthält als wichtigsten Anteil die Milchdrüse, die aus 10—15 radiär angeordneten Lappen besteht, deren Ausführungsgänge in einen gemeinsamen Kanal münden. Die Drüse ist in einen Fettmantel eingehüllt, dessen Dimensionen großen individuellen Schwankungen unterworfen sind. Das Ganze wird durch ein feines bindegewebiges Stroma zusammengehalten. Die Drüsenlappen selbst besitzen neben den Drüsenelementen ein straffes Bindegewebsgerüst, das das widerstandsfähigste Element in dem Gebilde darstellt. Dasselbe sitzt beiderseits der vorderen Thoraxwand auf, hat ursprünglich die Form eines Kugelsegmentes oder einer Halbkugel und breitet sich zwischen der dritten bis siebenten Rippe aus. Die unmittelbare Unterlage bildet die Pectoralisfascie, von der die Drüse durch eine zarte Bindegewebsschicht, das retromammäre Bindegewebe, getrennt ist. Außerdem wird eine die Rückseite der Drüse überziehende Fascie, das Ligamentum suspensorium mammae, beschrieben (GIRALDÈS). Dasselbe ist aber keineswegs immer so deutlich ausgebildet, daß damit praktisch zu rechnen wäre. Schließlich ist auch noch die äußere Haut durch Bindegewebszüge ziemlich fest mit der Drüse verbunden. Die Ansichten über die Bedeutung dieser verschiedenen Elemente für die Formerhaltung und Fixierung der Brust sind nicht ganz einheitlich. Während manche nach GIRARD dem retromammären Bindegewebe, bzw. dem Ligamentum suspensorium eine wichtige Rolle beimessen, halten andere nach KÜSTER die äußere Haut für den wichtigsten Faktor. Verfasser würde sich nach seinen Erfahrungen keiner dieser Ansichten anschließen, sondern mit BIESENBERGER das Bindegewebsstroma der Drüsenlappen für das wirksamste formerhaltende und fixierende Element erklären.

Wie schon bemerkt, behält die weibliche Brust nur in Ausnahmefällen ihre ursprüngliche Form bei. Sie erfährt in der Regel eine mehr oder weniger sehr bedeutende Veränderung. Dieselbe besteht in erster Linie im Nachlassen dieser Fixierung der Drüse, in zweiter in einer größeren oder kleineren Volumzunahme, an der Drüse und Fettmantel in wechselnder Weise beteiligt sind. Daß bei dieser Veränderung nicht nur das zunehmende Gewicht eine Rolle spielt, geht daraus hervor, daß man diese auch bei ganz kleinen Brüsten mit geringem Gewicht beobachtet. Ebensowenig kann aber auch eine besondere Schwäche des Fixationsapparates als Hauptursache einleuchten, da ja dieser Vorgang sein Ende findet, ohne daß die Dehnungsfähigkeit jener Elemente erschöpft wäre. Es liegt vielmehr nahe, ein aktives Moment, eine physiologische Entwicklung in diesen Veränderungen zu sehen. Schon das normale Wachstum der Drüse mit ihrer Vergrößerung der Drüsenlappen und dem Zurücktreten der Bindegewebselemente wirken in diesem Sinne. Noch stärker muß der Einfluß der weitgehenden Veränderungen während der Schwangerschaft und Lactation sein. Die Rückbildung derselben nach Ablauf dieser Perioden ist meist eine unvollkommene. Selbstverständlich spielen die früher erwähnten Momente, das Gewicht und der verminderte Gewebswiderstand eine fördernde Rolle. Diesen physiologischen Veränderungen stehen die echte Hypertrophie des

Drüsenparenchyms oder die abnorme Fettanlagerung als pathologische Erscheinungen gegenüber. Dementsprechend sucht der *Verfasser* zwischen normalen Hängebrüsten verschiedener Formen und Größen einerseits und Hypertrophien der weiblichen Brust andererseits, zu unterscheiden. Unter der ersten Gruppe finden wir Lageveränderungen schon bei ganz unterentwickelten Drüsen ohne Fettmantel, so daß man manchmal von einer Ptosis mammillae spricht. Die atrophische oder schlaffe Hängebrust weist auch noch eine minderentwickelte Drüse und geringen Fettmantel auf, obwohl die Dislokation hier schon ganz bedeutend sein kann. Unter den normal entwickelten Hängebrüsten finden sich die verschiedensten Relationen zwischen Fettmantel und Drüse und mannigfache Formvarianten. Die Hypertrophien charakterisieren sich durch ihre exzessiven Wachstumstendenzen, sowie die Rezidivneigung nach Teilresektionen. Sie können unter Umständen ungeheure Dimensionen annehmen. Dieser Formenreichtum der Veränderungen der weiblichen Brust muß bei der Beurteilung der Korrekturmethoden entsprechend berücksichtigt werden, dann werden sich manche Mißverständnisse vermeiden lassen.

3. Allgemeines zur Methodik.

Wenn wir uns darüber klar werden wollen, was wir von einer brauchbaren Methode der Hängebrustplastik verlangen, so sind es sowohl kosmetische als auch allgemeine Forderungen, die wir an sie stellen müssen. Vom kosmetischen Standpunkt müssen wir verlangen, daß die Methode die Brustdrüse verläßlich und dauernd an richtiger Stelle festhält. Wenn eine Verkleinerung erforderlich ist, muß eine natürliche halbkugelige Form mit zentralem Sitz der Warze zu erzielen sein. Die Symmetrie muß sich ohne besondere Schwierigkeiten herstellen lassen. Es dürfen keine übermäßig ausgedehnten oder ungünstig plazierten Narben resultieren. Vom allgemeinen medizinischen Standpunkt müssen wir verlangen, daß die Korrektur keine schwere Verstümmelung des Organes bedeutet, die seine Funktionsbeschränkung oder sonstige Störungen zur Folge haben könnten. Eine Ausnahme in letzteren Beziehung wird man für jene Formen zugestehen müssen, die wegen ihrer Überdimensionierung als pathologische Erscheinungen anzusehen sind.

Zu weit geht nach meiner Ansicht die von HOLLÄNDER, BIESENBERGER u. a. aufgestellte Forderung nach einem einheitlichen, für alle Formen anwendbaren Operationsschema. Es ist absolut nicht notwendig, daß eine Ptosis mammillae in derselben Weise operiert wird, wie eine mehrere Kilogramm schwere Riesenbrust. Ebensowenig halte ich es für notwendig, daß die gesamte Plastik unbedingt in einem Akt durchgeführt werden muß. Wir ziehen es ja häufig vor, eine Plastik in mehrere Phasen zu teilen, wenn uns dies andere Vorteile oder größere Sicherheit bietet. Die einzeitige Erledigung erscheint meist nur aus äußeren Gründen wünschenswert.

Befassen wir uns mit dem Problem der Fixierung der Drüse, so sehen wir, daß die wesentlichen Veränderungen an der retromammären Schicht und an der Haut stattgefunden haben. Beide haben eine bedeutende Vergrößerung erfahren. Der naturgemäße rückläufige Weg wäre nun die Reduktion an diesen beiden Stellen. Während nun der letztere vielfach betreten wird, wird der erstere selten voll ausgenützt. Man müßte doch eigentlich annehmen, daß die Haut als reichlich dehnbares Gebilde kein sehr geeignetes Mittel zur Suspension der Brust ist. Wenn sie auch einen Teil der Dehnbarkeit an dieser Stelle schon ausgegeben hat, so ist immer noch so viel vorhanden, daß eine Rezidive eintreten kann. Diese Annahme wird von der Erfahrung bestätigt. Hingegen kann man sich ganz gut vorstellen, daß eine breite, narbige Verbindung der noch immer genügend straffes Bindegewebe enthaltenden Drüsenlappen mit der Pectoralisfascie mehr Aussicht auf Dauerhaftigkeit hat. Eine gewisse Stützung kann ferner auch aus der sich bei der Reduktion ergebenden Narbe erwartet werden.

Was nun die Formung bzw. Reduktion des Brustinhaltes betrifft, so tritt die Notwendigkeit hiezu erfahrungsgemäß schon bei mäßigem Umfang ein. Man darf der künstlichen Fixierung nicht zu viel zumuten, sondern muß ihre Aufgabe möglichst erleichtern. Es ist selbstverständlich, daß diese Reduktion nach einem gewissen formerhaltenden System erfolgen muß. Stellt man sich vor, wie schwierig es ist regelmäßige kugelige Gebilde plastisch darzustellen, so wird man zögern die schon vorhandenen halbkugelig gekrümmten Flächen zu zerstören. Die einfachste auch bei extremer Ausdehnung (Halbseitenresektion) formerhaltende Methode ist die Sektorenresektion. Sie entspricht auch dem Bau der Drüse mit ihren radiär angelegten Lappen. In Betracht kommen ferner segmentale Abtragungen, besonders wenn die Brust zuerst durch Knickung deformiert wurde, ferner ring- oder sichelförmige Excisionen. Die Entfernung unregelmäßiger Stücke stört die Halbkugelform, die dann wieder schwer herzustellen ist. Auf eine Abschälung des Fettmantels kann man sich nur dann einlassen, wenn man an der abgehobenen Haut eine dicke Fettschicht beläßt, die eventuelle Unebenheiten überdeckt.

Es wird bei diesen Resektionen nicht selten die Beobachtung gemacht, daß die Ernährung einzelner Teile, insbesondere der Warze, Störungen erleidet, die unter Umständen zur völligen Nekrose führt. Es ist selbstverständlich, daß ein solches Ereignis das kosmetische Ziel des Eingriffes schwer in Frage stellt. Wir müssen daher bei der Auswahl der Methode derart vorgehen, daß dieses Ereignis ausgeschlossen erscheint. Vergegenwärtigen wir uns die Ernährung der Drüse, so sehen wir, daß sie von verschiedenen Seiten in ausreichendem Maße erfolgt. Die Art. thoracalis lat. stellt die Verbindung mit der Art. axillaris her. Von der medialen Seite versorgt die Arteria mammaria interna und von unten her die Rami perforantes der III.—VII. Intercostalarterien. Jede dieser drei Quellen genügt zur Ernährung der Drüse. Wir sehen, daß die Resektion der gesamten lateralen Hälfte (BIESENBERGER) oder noch umfangreichere Abtragungen (SCHWARZMANN) die Ernährung nicht stören. Hingegen kann es nach Resektion eines Viertel- oder Achtelsektors aus der keines der größeren Gefäße enthaltenden Unterseite zur totalen Nekrose der Warze kommen. Dies geschieht besonders leicht, wenn zu wenig reseziert und zu viel durch Hautspannung geformt wird. Nicht die Durchschneidung einzelner größerer Gefäße ist zu fürchten, sondern die Drosselung der übrigbleibenden durch Kompression, Torquierung oder Knickung bei gewaltsamer Formung. Schließlich kommt auch die Versorgung der Mammilla von der Haut her in Betracht. SCHWARZMANN behauptet, daß der ungestörte Zusammenhang mit einem Drittel der Hautumgebung die Ernährung der Mammilla gewährleistet. Diese Annahme erscheint auch dem Verfasser nach seinen Erfahrungen nicht unwahrscheinlich, obwohl er sich an vielen Fällen davon überzeugt hat, daß die zirkuläre Abtrennung der Warze von der Haut auch bei sehr ausgiebigen Resektionen an der Drüse keine Gefährdung der ersteren mit sich bringt, wenn man die erwähnten Gefahrenmomente ausschaltet.

Was nun die durch den Eingriff verursachten Narben betrifft, hängt ihre Qualität zunächst sehr von individuellen Momenten ab. Wir erleben einerseits oft eine ideale, kaum störende Narbenbildung, ohne daß wir besondere Maßnahmen dafür getroffen hätten, während uns andererseits die Neigung vieler Frauen zur Keloidbildung gerade in dieser Gegend bekannt ist. Es ist selbstverständlich, daß wir durch sorgfältige Adaptierung, exakte Naht, Vermeidung größerer Spannungen, peinliche Asepsis usw. uns bemühen werden, schöne Narben zu bekommen. *Verfasser* ist überdies seit jeher dafür eingetreten durch Präventivbestrahlung mit Radium oder Röntgen der Keloidbildung vorzubeugen.

Ebenso wichtig wie die Qualität der Narbe ist auch ihre Plazierung. Maßgebend hierfür müssen praktische Erwägungen sein. Die unauffälligste aller Narben an der Brust ist die am Warzenhofrand. Es wäre das kosmetische Ideal mit dieser allein auszukommen. Sie läßt sich bei einiger Aufmerksamkeit und günstiger Disposition der Patientin fast unsichtbar gestalten. Ganz außer Frage sind alle Narben, die oberhalb der Warze liegen, wie sie verschiedene ältere Methoden bedingen. Dieses Gebiet wird bei verschiedenen Bekleidungsarten unbedeckt gelassen und darf daher nicht durch Narben verunstaltet werden. Ähnliches gilt auch von dem Axillar- und Sternalgebiet. Man muß mit tieferen Achsel- und Brustausschnitten, wie sie für ein modernes Badetrikot oder Abendkleid üblich sind, rechnen. Es ist für eine Frau ungeheuer peinlich und vielleicht deprimierender, als eine Hängebrust aus derartigen Gründen, von jeder Gelegenheit, die eine solche Bekleidung erfordert, ausgeschlossen zu sein. Man muß also bei allen Schnittführungen, welche Narben an die Seitenflächen der Brust verlegen, darauf Bedacht nehmen. Das günstigste Feld für die Plazierung jener ist die Gegend unterhalb der Warze.

4. Amputation und Großresektionen der Milchdrüse.

Die Literatur über die kosmetischen Brustkorrekturen ist jüngsten Datums. Die Amputationen, die früherer Zeit ausgeführt wurden, um gegen die Beschwerden exorbitanter Hypertrophien Abhilfe zu schaffen, gehören nicht in den Kreis unserer Betrachtungen, weil ihnen die kosmetische Indikation und kosmetische Bestrebungen bei der Durchführung ferne lagen. Von kosmetischen Bestrebungen kann erst in dem Augenblicke die Rede sein, als man sich bemühte der Brust durch Erhaltung der Warze ein einigermaßen natürliches Aussehen zu verleihen. Diese Versuche finden sich um die Jahrhundertwende. Die später folgenden Autoren bemühten sich, durch mehr oder weniger komplizierte Verfahren den kosmetischen Effekt zu vervollkommnen. Es erscheint nötig, auch auf die älteren, praktisch längst überholten Methoden kurz einzugehen, da sie moderneren Verfahren als Basis dienen. Schon das älteste Verfahren die *Amputation* der Drüse kommt gelegentlich zur Anwendung. So vermochte LEXER vor 20 Jahren nach der Abtragung einer hypertrophischen Mamma aus den Resten von Haut und Fett ein brustähnliches Gebilde, allerdings ohne Warze zu schaffen, ein Verfahren, das heutigen Ansprüchen nicht mehr genügen kann.

THOREK versuchte im gleichen Fall die Warzen in freier Übertragung wieder anzuheilen. Ein viel zu unsicheres Vorgehen, um für die breitere Anwendung in Betracht zu kommen. A. HOFFMANN amputierte die ganze Brustdrüse, beließ aber die Warze an einem Hautfettlappen aus der oberen Partie. Mit diesem und einem zweiten, aus der submammären Falte entspringenden Lappen wird die Brustform gebildet. Das Verfahren ist für Fälle von echter Hypertrophie, wenn

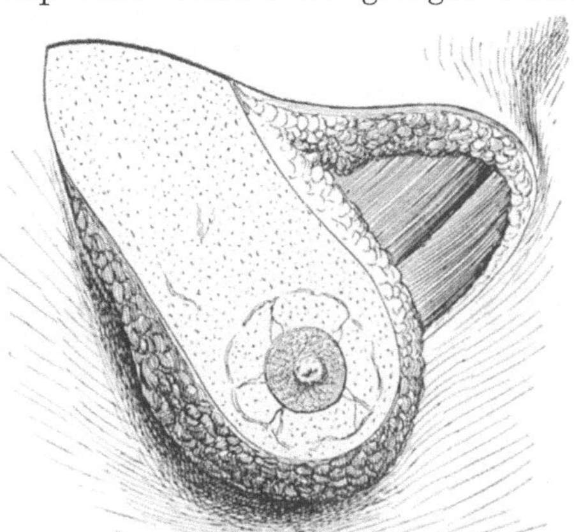

Abb. 86. Resektion des Brustinhaltes nach SCHWARZMANN.

man Rezidive fürchtet, nicht von der Hand zu weisen. Für kosmetische Zwecke sind die Narben zu ausgedehnt und ungünstig plaziert.

Den vollständigen Amputationen stehen die Methoden nahe, welche *umfangreiche Resektionen* an der Drüse vornehmen. RAHM beschreibt 1929 eine solche Methode. Zunächst ein horizontaler Schnitt von 20 cm Länge knapp oberhalb des Warzenhofes. Die Endpunkte desselben werden durch einen bogenförmigen bis handbreit unter die Clavicula reichenden Schnitt verbunden, die Haut und das darunterliegende Drüsengewebe entfernt, so daß nur mehr die Mammilla, der Warzenhof und der Rest des Drüsenkörpers an einem breiten unteren Hautstiel hängen. Der Drüsenkörperrest wird durch Catgutnähte an der Pectoralisfascie aufgehängt und die Hautwunde geschlossen, so daß die neugebildete Mamma knapp oberhalb des Warzenhofes von einer halbkreisförmigen Narbe umschlossen wird. Auf guten kosmetischen Effekt wurde kein Wert gelegt. Wesentlich vollkommener in dieser Beziehung ist die Methode von SCHWARZMANN. Er beläßt die Warze an einer Ernährungsbrücke, die von der medialen Seite ihren Ursprung nimmt und Haut, Fett und Drüse enthält. Auf die Erhaltung ersterer wird besonderer Wert gelegt, doch muß sie ihrer Epithelschicht beraubt

werden. Die neue Brust wird aus Haut und Fettgewebe der Partie
oberhalb der Warze gebildet, indem diese abgehoben und der die Warze
tragende Streifen daselbst unterschoben wird. Die Warze gelangt durch
eine an passender Stelle angebrachte Öffnung an die Oberfläche. Zu
beachten ist, daß beim Abheben der Brusthaut nicht nur die Haut,
sondern auch das Fettgewebe abgehoben wird. Im ersteren Falle würde
es nicht möglich sein, eine gleichmäßige Rundung der Oberfläche zu
erzielen. Die Narbe liegt an der unteren Peripherie. DE QUERVAIN

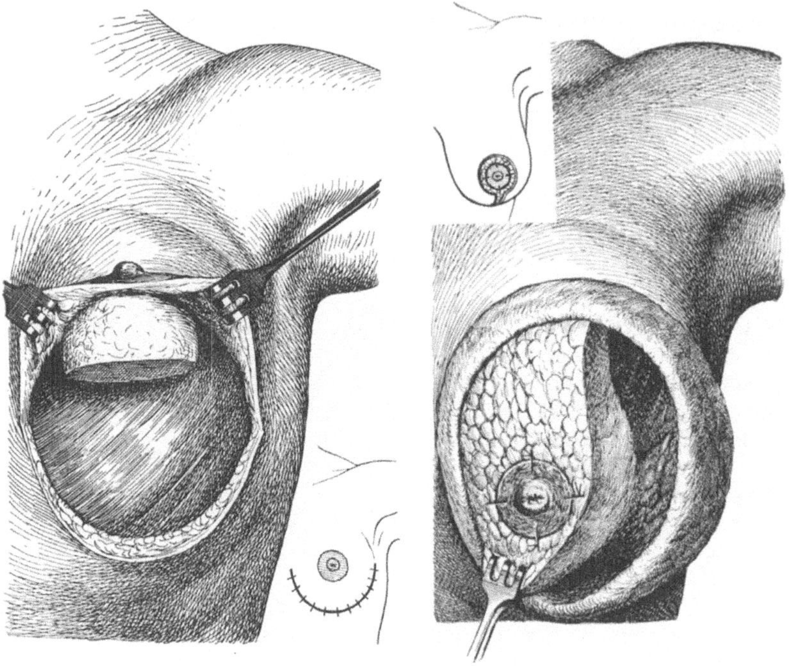

Abb. 87. Resektion des Brustinhaltes nach DE QUERVAIN.

Abb. 88. Halbseitenresektion nach BIESENBERGER I. Nebenbild: Zweiter Hautschnitt.

beschreibt im Jahre 1925 eine neue Operationsmethode, die sich für
mittelschwere Fälle von Hängebrust bewährt hat. „An der hoch-
gehobenen Brust wird durch unteren Bogenschnitt der Drüsenkörper
freigelegt. Von dem Drüsenkörper bleibt nur die Kuppe in einem Radius
von 6—7 cm in Verbindung mit der Haut und Warze, sonst werden
alle Verbindungen gelöst. Mit Ausnahme der an der Haut hängenden
Kuppe wird der ganze Drüsenkörper abgeschnitten. Peinliche Blutstillung und Fixierung des Mammarestes in normaler Höhe und Lage
an der Pectoralisfascie. Hierauf Hautnaht und Kompressionsverband.
Die Haut, die anfangs gefaltet um die Brustwarze liegt, glättet sich
mit der Zeit; es tritt normale Rundung auf." Der Umstand, daß sich
anfangs vorhandene Hautfalten später durch Schrumpfung glätten,
entspricht eigenen Beobachtungen. Zu bemerken wäre, daß bei dieser
Methode sämtliche Ernährungszufuhren in der Tiefe unterbrochen

werden und nur die Haut als Brücke übrig bleibt. Über die praktische Brauchbarkeit der sonst einleuchtenden Methode fehlen dem Verfasser Erfahrungen.

Zu derselben Gruppe gehört auch die Halbseitenresektion von BIESENBERGER (1928). Sie gestaltet sich folgendermaßen: Umschneidung des Warzenhofes, gegebenen Falles Ausschneidung eines verkleinerten Hofes. Fixierung desselben an seiner Unterlage durch 4 Knopfnähte. Zweiter Zirkularschnitt mit etwa 2 cm größerem Durchmesser und

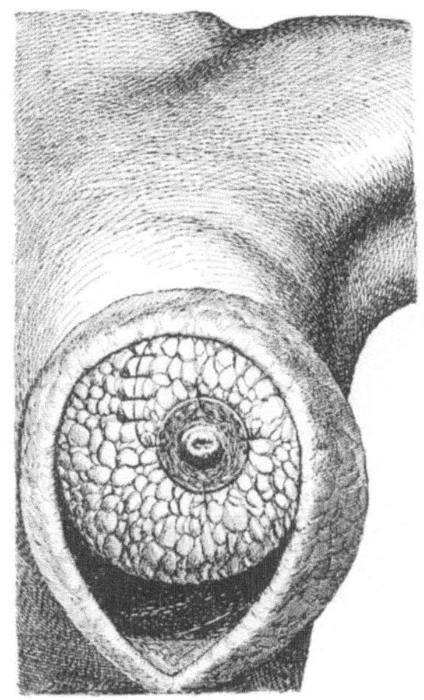

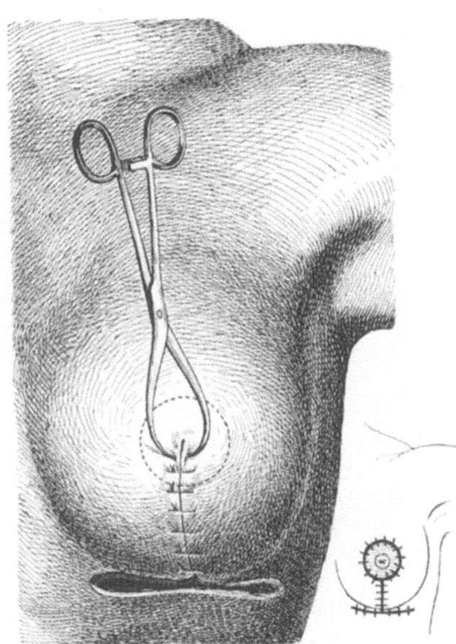

Abb. 89. BIESENBERGER II: Einrollung des restlichen Brustinhaltes nach der Halbseitenresektion.

Abb. 90. BIESENBERGER III: Anpassen der Haut nach der Formung des Brustinhaltes. Nebenbild: Nahtlinien.

Fortsetzen desselben an der Unterseite bis zur Umschlagfalte. Excision des zwischen erstem und zweitem Schnitt liegenden Hautstreifens. Abpräparieren der gesamten Brusthaut unter möglichster Schonung der Hautgefäße, indem eine Fettschicht darangelassen wird. Die Ablösung geschieht auf der lateralen Seite weitreichender als auf der medialen. Ablösung des unteren Poles des Drüsenkörpers von der Submammärfalte aus. Abtragung der lateralen Hälfte des Drüsenkörpers samt dem Fettmantel durch einen S-förmigen Schnitt. Nun wird der mobile untere Pol des Drüsenkörperrestes nach oben geschlagen, der übriggebliebene Rest des Brustinhaltes durch Einrollung neuerdings in Halbkugelform gebracht. Die neue Brust wird durch Nähte an der Pectoralisfascie fixiert. Anpassen der Haut in vertikaler und horizontaler Richtung, Abtragen des Überschusses derselben. Durch richtige Adaptierung und Spannung der Haut, welche sehr sorgfältig geschehen muß, wird die Formgebung unterstützt. Zum Schluß wird eine Öffnung für die Warze

auf der Kuppe der Halbkugel angelegt, die Warze hervorgeholt und
in die Haut eingenäht. Es resultiert eine senkrechte Narbe von der
Warze abwärts und eine horizontale unter dieser außer der Warzenhof-
narbe. Diese Methoden werden bei Fällen von besonderer Dimension
gute Dienste leisten. Die Resultate sind kosmetisch recht befriedigend.
Nur die querverlaufende Narbe wird, wenn sie länger ausfallen muß,
unangenehm empfunden. Über die Funktionsfähigkeit derartig weitgehend verstümmelter Drüsen liegen keine genaueren Beobachtungen vor.

5. Partielle Resektionen.

Eine Reihe von Methoden begnügt sich mit der Resektion kleinerer
Sektoren oder Segmente zur Verringerung und Formung des Brustinhaltes. Den älteren unter diesen kommt wohl nur mehr historische

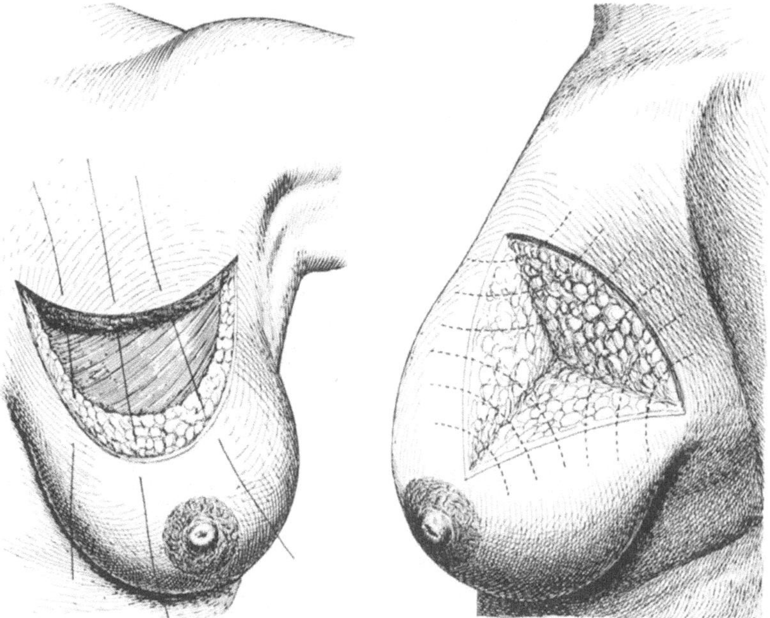

Abb. 91. Excision nach Pousson.   Abb. 92. Excision nach Verchére.

Bedeutung zu. Die primitiven Versuche Poussons oder Verchères
aus dem letzten Jahrzehnt des vergangenen Jahrhunderts, die durch
bis auf die Fascie reichende Excisionen oberhalb der Warze in Halb-
mond oder Dreiecksform mehr eine Hebung und Fixierung, als eine
wesentliche Verkleinerung der Brust anstreben, sind durch die Narbenplazierung kosmetisch unbrauchbar. Ähnliches gilt von den schon
neueren Methoden Kausch (1916) und Küster (1926), die mittels ring-
oder hufeisenförmiger bis auf die Fascie reichender Excisionen die Brust
wohl verkleinern, aber weder bezüglich der Narbenplazierung noch
der Formung günstigere Verhältnisse bieten.

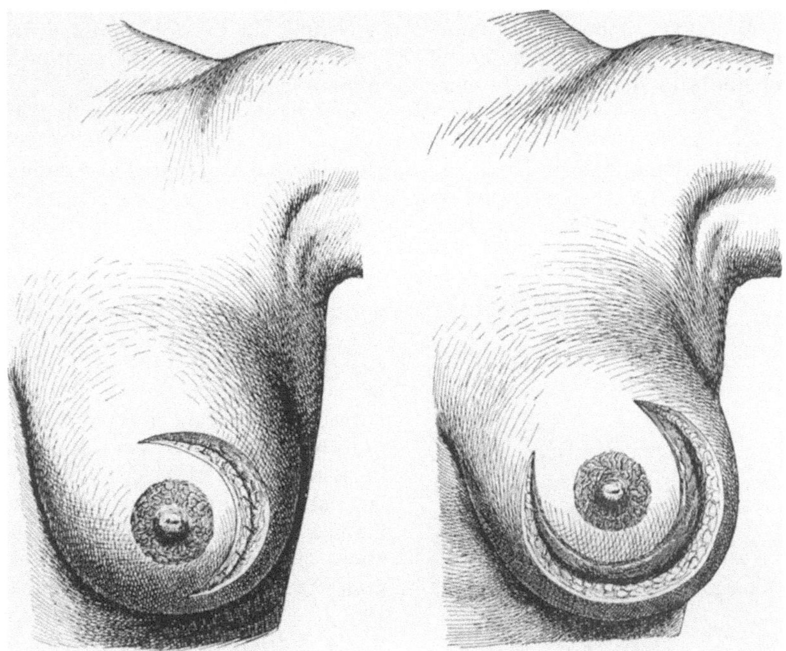

Abb. 93. Schnittführung nach KAUSCH.

Abb. 94. Schnittführung nach KÜSTER

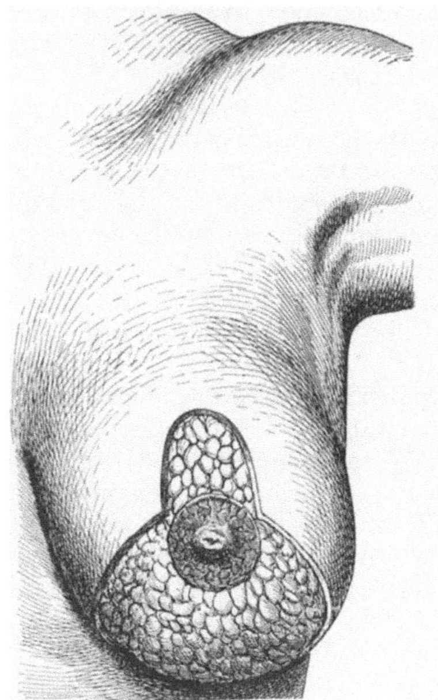

Abb. 95. Hautschnitt nach LEXER-KRASKE.

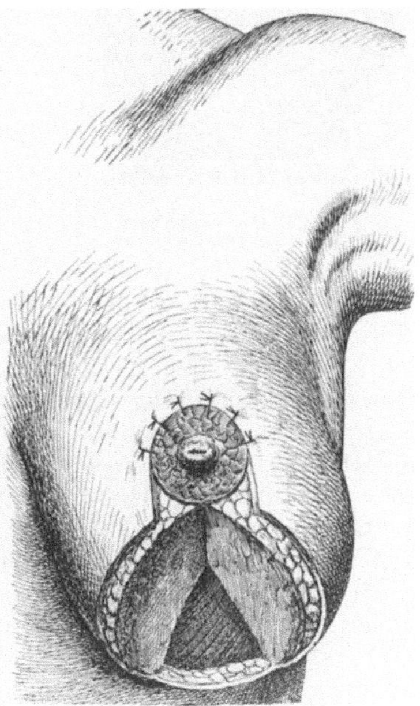

Abb. 96. Parenchymresektion
nach LEXER-KRASKE.

Morestin hebt (1907) von einem Schnitt in der Submammärfalte
den Brustinhalt von der Fascie ab und reseziert eine diskusähnliche
Scheibe von der Rückseite her. Ähnliches berichtet Guinard.

Große Verbreitung hat die Methode Lexer-Kraske, von Kraske
(1923) beschrieben, gefunden. Der Verlauf ist folgender: Querschnitt
in der submammären Falte. Von den Endpunkten wird der Schnitt
an die seitliche Peripherie des Warzenhofes herangeführt. Umschneidung
der Warze, Excision eines Hautstreifens von der Breite des Warzenhofes oberhalb der Warze. Der oberste Teil desselben umgreift den
neuen Sitz der Warze. Abhebung
der Haut in den seitlichen Partien.
Die Warze wird nach aufwärts gezogen und dortselbst fixiert. Dadurch
wird der Drüsenkörper ebenfalls nach
aufwärts verzogen und wölbt sich
unterhalb der Warze vor. Nun wird
im Bereiche der unterhalb der Warze
liegenden Hautexcision der Fettmantel abgetragen und eventuell
auch ein Sektor der Drüse entnommen. Durch den Verschluß dieses
Defektes wird die Brust nach aufwärts gedrängt. Nun wird von der
Haut der beiden Seiten so viel abgetragen, daß der noch immer etwas
herabhängende Drüsenkörper durch
die Spannung in die richtige Lage
und Form gebracht wird. Die Vorteile der Methode liegen darin, daß
sie einen einfachen Weg bietet, eine
gute und haltbare Brustform zu erreichen. Zugleich ist die Sektor-

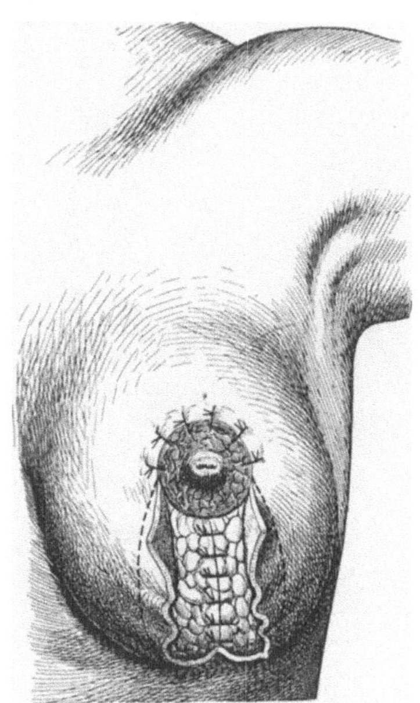

Abb. 97. Hautadaptierung
nach Lexer-Kraske.

resektion die zweckmäßigste Art der
Drüsenkörperreduktion. Die Halt-
barkeit des Resultates beruht auf der Stützung durch die Narbe, die
durch die Suspension der Warze in der Haut gefördert wird. Der
Nachteil liegt in der Zirkulationsstörung, die auf diese Weise leicht
hervorgerufen wird. Der Grund liegt in der Knickung der oberen Hälfte
des Drüsenkörpers, während die untere durch die Hautspannung komprimiert wird. Auch Torqierungen der Warze kommen vor. Dartigues
beschreibt 1925 eine Hebung der Brust, die ohne Warzenversetzung
nur durch eine Vertikalexcision aus Haut und Parenchym unterhalb
des Warzenhofes erreicht wird. Auf diese Weise weicht man der Gefahr
von Zirkulationsstörungen aus, kann aber nur bei kleinen Hängebrüsten
mit geringer Senkung der Mammilla Erfolg erzielen.

Gleichfalls weite Verbreitung fanden die Methoden der subcutanen
Warzenversetzung. Die erste Operation dieser Art wird Morestin
zugeschrieben, obwohl er selbst diesen Eingriff nie erwähnt. Sicher-
gestellt ist, daß Villandre (1912) die Methode vor ihrer Publikation

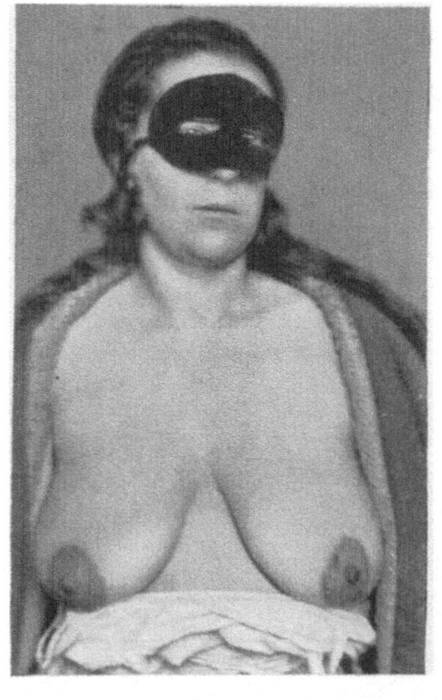 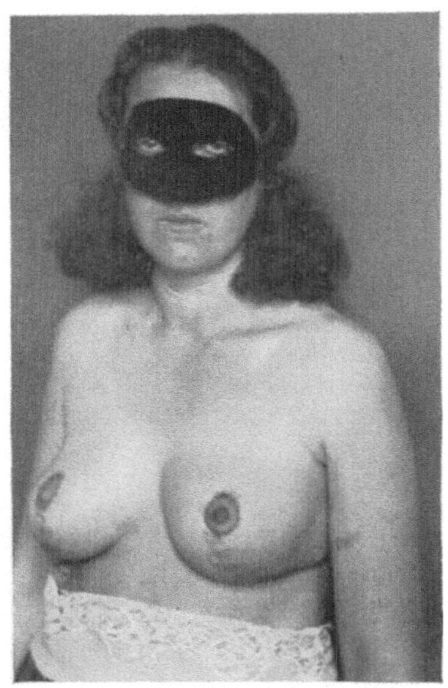

Abb. 98. Mittlere Hängebrust bei 30jähriger Frau, einzeitig korrigiert nach LEXER-KRASKE.

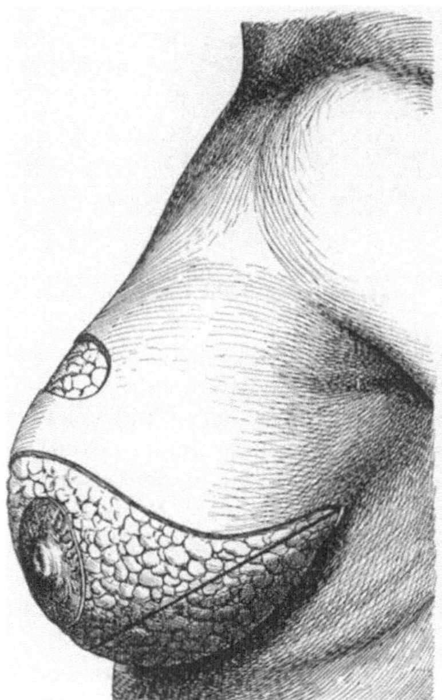 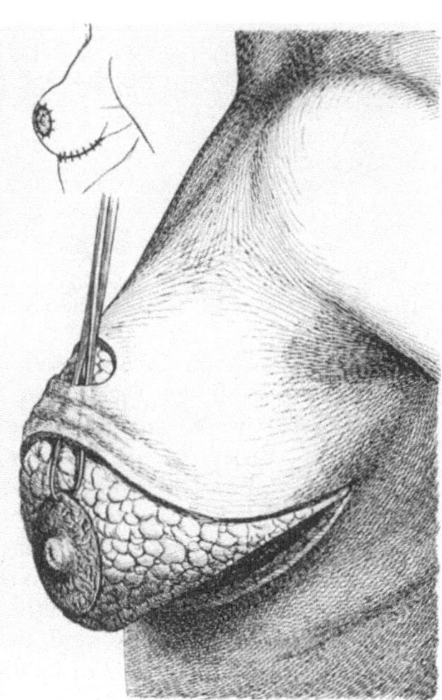

Abb. 99. Hautabtragung nach PASSOT.

Abb. 100. Resektion und Warzenversetzung nach PASSOT. Nebenbild: Nahtverlauf.

mehrmals verwendet hat. Genauer beschrieben wurde sie von Passot
(1923). Die Methode verbindet die subcutane Warzenversetzung mit
einer queren Keilresektion an der unteren Peripherie der Brust. Der
Verlauf ist folgender: Umschneidung des Warzenhofes. Abheben der
Haut nach allen Seiten. Anlegen eines Hautschlitzes an der Stelle des
gewünschten Sitzes der Warze. Hinaufziehen der Mammilla in diesen
Schlitz. Einnähen derselben an dieser Stelle. Excision eines queren
Keiles aus dem sich nunmehr unterhalb der Mammilla stark vorwölbenden
Brustkörper, indem der untere Schnitt in die Submammillärfalte, der
obere entsprechend höher zu liegen kommt. Die Hautnaht wird meist

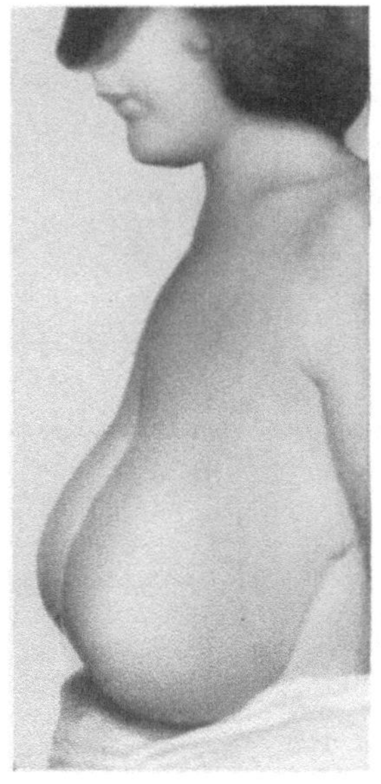
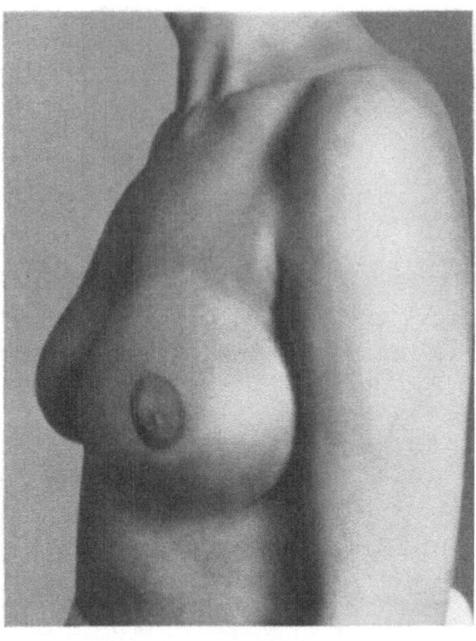

Abb. 101. Drüsenhypertrophie bei 19jährigem Mädchen durch subcutane Warzenversetzung
und Resektion von ²/₃ der Drüse an der unteren Peripherie (Passot) in 2 Akten korrigiert.

unter einer gewissen formgebenden Spannung ausgeführt, welche bei
stärkerem Ausmaß die Ernährung der Warze gefährden kann.

Die Vorteile der Methode liegen ebenfalls in einer leichten und sicheren
Formung der Brust, die bei entsprechender Ausführung auch einwandfrei
ausfällt. Die untere Narbe kann durch geringes Überhängen der untersten
Partie versteckt werden, ein nicht zu unterschätzender Vorteil. Bei
zweizeitiger Ausführung, d. h. erst Warzenversetzung, dann Resektion,
ist der Bestand von Mammilla samt Hof vollkommen gesichert. Diese
Art der Durchführung ist auch ohne weiteres in Lokalanästhesie möglich.
Die Nachteile der Methode sind bei einzeitiger Durchführung gelegentliche Gefährdung von Warze oder Warzenhof infolge Knickung und
Kompression des Drüsenkörpers. Bei ungenügender Resektion breite,
ausladende Form der Brust. Unbeständigkeit der durch die Hautspannung erreichten Formung. Bei gründlicher Resektion Sichtbar-

werden der unteren Narbe und Ausdehnung derselben bis in die Axilla und nahe an das Brustbein. Im Jahre 1929 publizierte HOLLÄNDER eine Methode, die viel geübt wurde und als Basis für Modifikationen diente. Handbreit unter der Achselhöhle wird das ganze Mammagewebe durch einen wagrechten Schnitt bis auf die Fascie gespalten. Derselbe reicht bis an die Grenze des Warzenhofes. Ein zweiter ebenso radiär gerichteter Schnitt umgrenzt einen entsprechend gewählten Sektor aus der Brust. Entfernung desselben samt der bedeckenden Haut. Vereinigung der Schnittflächen im Parenchym. Es ergibt sich zunächst eine Spitzkegelform des Brust-inhaltes. Um diese zu korrigieren, wird ein sichelförmiges Fett-Haut-stück, das auf dem ersten Schnitt aufsitzt und etwa $^1/_3$—$^1/_2$ des Warzenhofes einkreist, excidiert. Die plastische Adaptierung und Hautnaht ergibt die definitive Brustform. Genaue Messungen vor der Operation und Abwägen der excidierten Stücke sorgen für die Symmetrie.

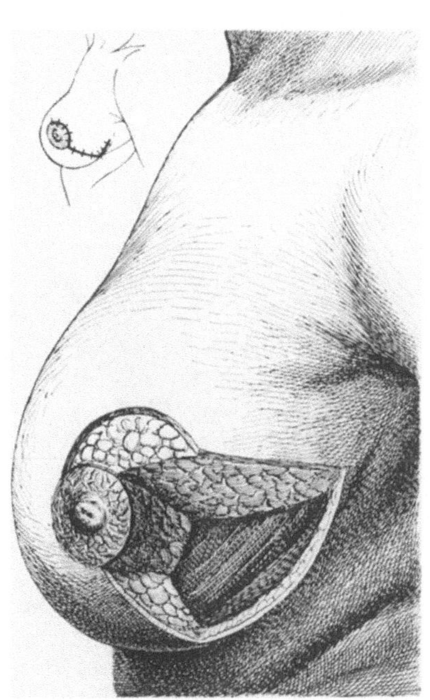

Abb. 102. Methode HOLLÄNDER. Nebenbild: Endresultat.

Die Methode ergibt bei Brüsten mittleren Umfanges befriedigende Resultate. Ernährungsstörungen sind nicht zu befürchten. Un-günstig ist aber die Plazierung der gegen die Achselhöhle hinziehenden Narbe. Bei großen Brüsten bereitet die Formung Schwierigkeiten.

1925 beschreibt JOSEPH eine Methode, die er vorsichtshalber in drei Akten ausführt. Er um-schneidet den Warzenhof halb-kreisförmig an seinem oberen Rand. Ein zweiter längsovaler Schnitt umgreift die neue Position der Warze. Hierauf Excision des zwischen beiden liegenden Haut und Fettgewebes. Nun folgen in Verlängerung der beiden ersten zwei alle Schichten durchgreifende Schnitte nach abwärts, wie bei Lexer-Kraske, bis zur submammären Falte. Dadurch entsteht ein Lappen, der die untere Brusthälfte samt der Warze enthält. Derselbe wird hinauf-gezogen und in den zuerst entstandenen Defekt eingenäht. Hierbei entstehen bei Vereinigung der Wundränder zwei seitliche Falten, die excidiert werden. Dieser Teil der Operation wird in je einem Akt rechts und links ausgeführt. In einer dritten Sitzung, etwa 2 Monate später werden mittels der Girardschen Schnittführung und eines vorderen Parallelschnittes die sackartigen unteren Brustpartien entfernt. Die Methode dürfte sich für die Praxis meist als zu umständlich erweisen. Eine gute Formung fällt nicht leicht. Die Narbenplazierung ist ungünstig.

1931 beschreibt JOSEPH eine Modifikation seiner Methode, bei welcher
der die Warze tragende Lappen subcutan durchgeführt wird. Er erledigt
die Operation in zwei Akten. Die Narbenplazierung gleicht der von Passot.

Nach MORNAUD (1926) wird von einem Schnitt in der Submammärfalte die Haut bis über die ausgeschnittene Warze abgehoben, der Brustinhalt durch Excision eines Sektors unterhalb der Warze verkleinert
und gehoben, die Warze subcutan versetzt und die überschüssige Haut
abgetragen. Die Narbe liegt in der Submammärfalte und zirkulär um

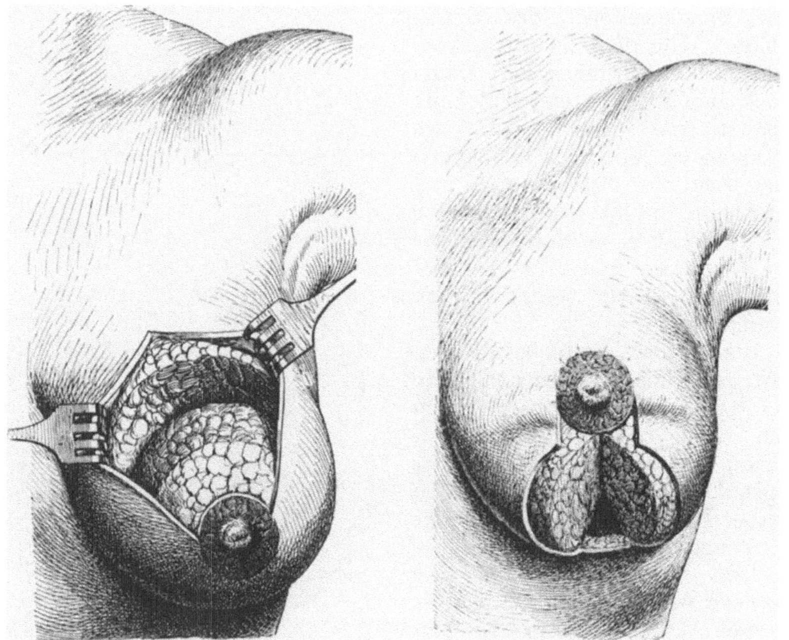

Abb. 103. Resektion oberhalb der Brustwarze   Abb. 104. SCHREIBER: II. Akt.
nach SCHREIBER. I. Akt.

die Warze, also Warzenversetzung nach PASSOT, Reduktion nach Lexer-
Kraske.

1929 schildert Schreiber eine zweizeitige Methode. Im ersten Akt
wird die obere Hälfte des Warzenhofes umschnitten, ferner ein entsprechend breiter Hautstreifen zur Versetzung der Warze nach aufwärts
excidiert. Von hier aus wird nach genügender Hautabhebung ein Stück
aus dem Drüsenkörper entnommen, das oberhalb der Warze gelegen ist.
Durch Verschluß dieses Defektes wird der Drüsenkörper gehoben. Die
Warze wird an ihrem Platz eingenäht. Im zweiten Akt, der frühestens
nach 4 Wochen erfolgt, wird die untere Hälfte des Warzenhofes umschnitten, ein Parallelschnitt in der Submammärfalte angelegt und die
Enden dieser Schnitte miteinander verbunden. Excision der Haut,
erforderlichen Falles Keilexcision aus Drüse, wie bei Lexer-Kraske.
Formung durch Hautspannung von unten her.

Der Vorzug dieser Methode liegt in der Fixierung durch die Parenchymexcision oberhalb der Warze. Dieselbe wird noch unterstützt durch die Lexersche Keilexcision, deren Gefahren durch die zweizeitige Ausführung vermieden werden, allerdings wird ein Teil der Formung durch Hautspannung erzielt. Der Erfolg dieses Aktes wird meist wenig Beständigkeit aufweisen.

Verschiedene Methoden erreichen die Reduktion des Brustinhaltes durch Abtragungen, die parallel zur Oberfläche vorgenommen werden.

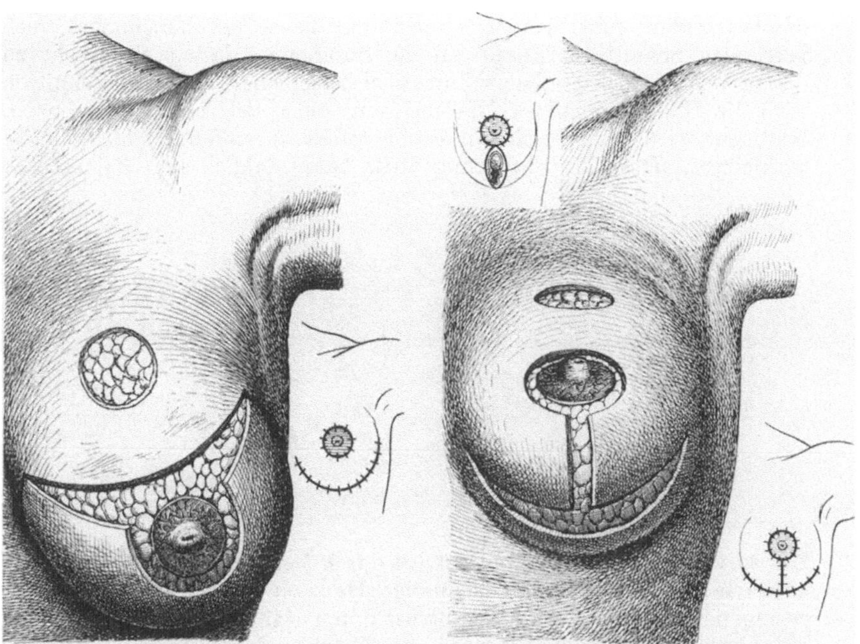

<table>
<tr><td>Abb. 105. Hautschnitte nach AXHAUSEN.
Nebenbild: Endresultat.</td><td>Abb. 106. Hautschnitte nach LOTSCH.
Oberes Nebenbild: Anpassung der Haut
nach Reduktion des Brustinhaltes.
Unteres Nebenbild: Endresultat.</td></tr>
</table>

1926 beschreibt AXHAUSEN folgendes Verfahren: Die Schnittführung wird so gewählt, daß die Hautnarbe ausschließlich in das Gebiet der submammären Falte fällt, wenn man von der zirkulären Narbe um den Warzenhof absieht. Der Warzenhof wird erforderlichen Falles verkleinert. Die Schnittführung beginnt mit der zirkulären Umschneidung des Warzenhofes, dann ein bogenförmiger Schnitt oberhalb der Brustwarze, der den zirkulären Schnitt berührt. Abheben der die Vorderfläche der Mamma bedeckenden Haut. Bogenförmiger Schnitt in der Submammärfalte und Entfernung der zwischen den Bogenschnitten gelegenen Haut. Verkleinerung der Brust durch Abtragungen von der Oberfläche unter sorgfältiger Schonung des inneren und äußeren Randes der Drüse der Gefäße wegen. Anlegen eines Hautschlitzes für die Mammilla am gewählten Platz. Derselbe erhält schrägovale Form wegen

der Verziehung derselben durch das Gewicht der Mamma. Fixierung
der Mamma an der Pectoralisfascie. Herunterschlagen des vorderen
Hautlappens und Vernähen in der Submammärfalte. Einnähen des
Warzenhofes. Axhausen gibt an, daß bei seiner Methode für die Erhal-
tung der Mamma und Mammilla keine Gefahr besteht und daß die
Sicherheit des Erfolges verbürgt werden kann. Die erstere Angabe ist
einleuchtend. Die Formung dürfte bei großen Dimensionen entsprechende
Erfahrung erfordern. Die Narbenplazierung gleicht der von Passot.

1928 empfiehlt Lotsch folgende Methode (S. 99): Er umschneidet
den Warzenhof, führt vom tiefsten Punkt dieses Zirkulärschnittes einen
vertikalen Schnitt bis knapp an die Submammärfalte. Senkrecht zu
diesem kommt noch ein Querschnitt über derselben. Von diesen Schnitten
wird die Haut der ganzen Mamma samt einer Fettschicht abgehoben.
Nunmehr wird der Brustinhalt durch radiär verlaufende Flachschnitte
verkleinert. Diese Verkleinerung trifft hauptsächlich den Fettmantel.

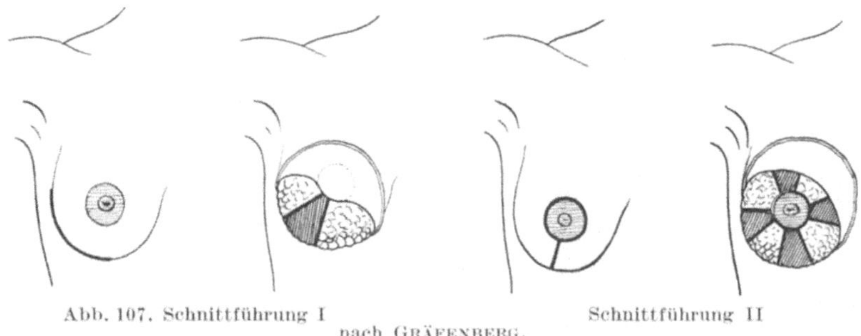

Abb. 107. Schnittführung I   Schnittführung II
nach Gräfenberg.

Der so verkleinerte Brustkörper wird durch Versetzung der Warze nach
aufwärts gehoben. Die überschüssige Haut unter derselben wird abgetragen und die Fixierung der Brust durch Hautspannung unterstützt.
Bei hypertrophischer Drüse wird die Fettmantelabtragung meist nicht
genügen. Ansonsten ähnliche Verhältnisse wie bei Axhausen.

Gräfenberg (1929) hebt bei geringgradiger Ptosis von einem Schnitt
an der unteren äußeren Peripherie die Haut ab und excidiert einen
Sektor aus dem Parenchym. Bei umfangreichen Formen Warzenversetzung nach der Knopflochmethode, wobei der Schnitt unterhalb
der Warze schräg nach außen gerichtet ist. Die Reduktion wird durch
Entfernung mehrerer Sektoren und flache Abtragungen vom Fettmantel erreicht. Die Verlegung der Hautschnitte an die Außenseite
erscheint dem Verfasser nicht als Vorteil. Die Vermehrung der Sektoren-
excisionen gefährdet die Ernährung.

Köhler-Nagel empfehlen ein zweizeitiges Verfahren. Hier wird
zunächst nur die obere Hälfte des Warzenhofes umschnitten, aber die
Haut im ganzen Umkreis der Brust abgehoben. Die Verkleinerung
der Brust erfolgt durch flache Schnitte mit einer Cooperschere parallel
zur Oberfläche und betrifft hauptsächlich die Randpartien. Die Warze
wird nach der Knopflochmethode versetzt, aber zunächst nur in der
oberen Peripherie eingenäht. Die Haut der unteren Partie wird durch

eine Billroth-Battisteinlage am Anwachsen gehindert. Die überschüssige Haut wird abgetragen. Im zweiten Akt wird der Ernährungslappen der Warze abgetragen, die Brustpartie unter demselben verkleinert und die untere Hälfte des Warzenhofes eingenäht. Den noch bestehenden Hautdefekt deckt die Hautbrücke unter der Warze.

KURTZAHN operiert bei hypertrophischer Brust ebenfalls zweizeitig. Im ersten Akt werden die Warzen durch Hautexcision nach oben versetzt, im zweiten die Reduktion durch einen im unteren, äußeren Quadranten gelegenen Spiralkeil vorgenommen. GOHRBAND reseziert nach Abpräparieren der äußeren Haut einen ausgiebigen Anteil der Drüse oberhalb der Warze und reduziert eventuell noch weiter durch Flachschnitte Hautanpassung und Verschluß nach unten außen.

Zum Schluß wäre noch einer Reihe von Methoden zu gedenken, die auf eine

6. Verlagerung des Brustdrüseninhaltes

ausgehen, ohne Gestalt und Inhalt desselben zu verändern. Für sich allein sind die meisten als überholt oder unzureichend anzusehen, in

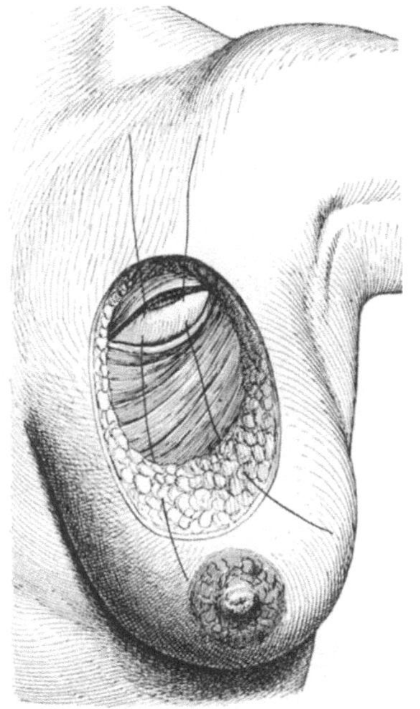

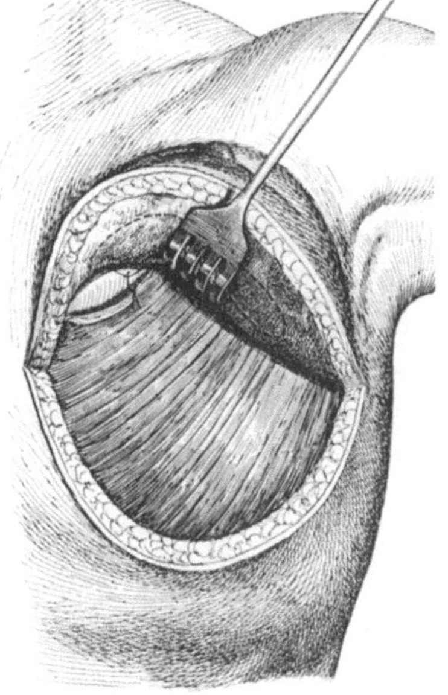

Abb. 108. Fixation der Brustdrüse an der 2. Rippe nach DEHNER. Abb. 109. Fixation der Brustdrüse an der 2. Rippe von unten her nach GIRARD.

Kombinationen können aber manche von ihnen Verwendung finden. Sie teilen sich in solche, die die Drüse an der Brustwand zu fixieren trachten und jene, die die Haut als Suspensionsmittel benützen. Zu den ersteren gehört die Methode DEHNER, der 1908 durch eine große durch alle Schichten bis auf die Fascie reichende Excision oberhalb der

Mammilla die Korrektur einer hypertrophischen Hängebrust zu erreichen
trachtete. Die Fixation der Drüse erfolgte durch Catgutnähte an der
dritten Rippe. Die große, oberhalb der Warze gelegene Narbe macht die
sonst einfache Methode für kosmetische Zwecke unbrauchbar. Kurze Zeit
darauf versuchte GIRARD dieses Ziel von unten her zu erreichen, indem
er von einem Schnitt in der Submammärfalte ausgehend die Drüse
von der Pectoralisfascie abhob, bis der Knorpelteil der 2. Rippe bloß-
gelegt werden konnte. An dieser sowie an der Pectoralisfascie wurde die

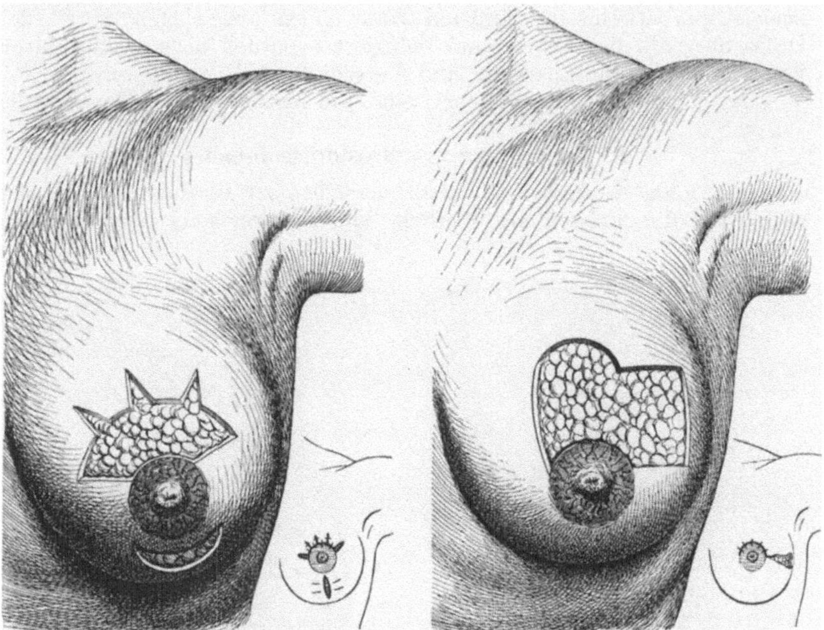

<table>
<tr><td>Abb. 110. Hebung der Brust durch Haut-
excisionen nach WEINHOLD.
Nebenbild: Verschlußrichtungen.</td><td>Abb. 111. Hebung der Brust durch Haut-
excision nach GLÄSMER.
Nebenbild: Verschluß des Excisionsdefektes.</td></tr>
</table>

Drüse fixiert. Eine Fixation durch fremde Hilfsmittel versuchte 1914
GÖBELL. Er geht ebenfalls nach dem Girardschen Muster vor, fixiert
die Drüse mittels eines Streifens aus der Fascia lata im Ausmaße von
3:12 cm an das Periost der 3. Rippe. Es ist klar, daß dieser Vorschlag
nur für Brüste kleineren Umfanges in Betracht kommen könnte. Über
die Haltbarkeit des Resultates mangeln Erfahrungen. Die andere
Gruppe von Methoden strebt die Verlagerung der Drüse unter Aus-
nützen der Hautspannung an. Nach den Erfahrungen des Verfassers
kommen diese Methoden für sich allein überhaupt nicht in Betracht,
weil die damit zu erreichenden Resultate keine Beständigkeit aufweisen.
Auch bei Brüsten geringeren Umfanges macht sich in kurzer Zeit die
Dehnbarkeit der Haut geltend, so daß der Status quo bald wieder eintritt. Bedeutung erlangen manche von ihnen als Bestandteil von
Kombinationen. Dies gilt schon von der ältesten derselben von der

subcutanen Warzenversetzung nach MORESTIN (S. 94). Sie besteht aus einer Umschneidung des Warzenhofes, Abhebung der Haut nach allen Seiten, Anlegen einer für die Warze bestimmten Hautöffnung in entsprechender Entfernung in der oberen Brusthaut, Hinaufziehen der Brustwarze und Einnähen in der neuen Öffnung, Excision des Hautüberschusses in der Submammärfalte. LOTSCH hat 1923 dieselbe Methode mit vertikaler Excision des Hautüberschusses beschrieben. ECKSTEIN, der die Resultate seiner Methode selbst als unbefriedigend bezeichnet, geht denselben Weg, vermeidet aber die Hautexcision, der größeren

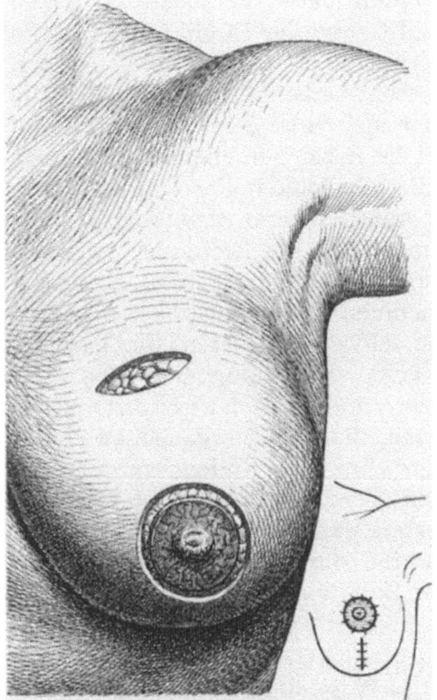

Abb. 112. Hebung der Brust durch Warzenversetzung nach ECKSTEIN.
Nebenbild: Endresultat.

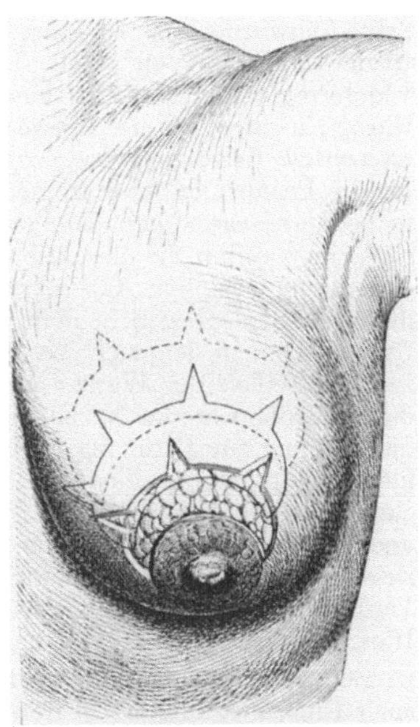

Abb. 113. Hautexcisionen nach NOEL-
CESARI zur Hebung der Brust.

Narbe halber. WEINHOLD 1926 umschneidet nur das obere Drittel der Warzenhofperipherie, excidiert oberhalb und unterhalb der Warze ein Hautstück, dessen Form aus der Skizze hervorgeht. Er erhält 3 radiär von der Warze ausstrahlende Narben. 1928 empfiehlt NOEL die etappenweise Hebung der Brustwarze durch Excision sichelförmiger Hautstücke oberhalb der Brustwarze. Dieselbe wird in drei Sitzungen vorgenommen. CESARI ergänzte das Verfahren durch Auszackung des oberen Randes, um Faltungen zu vermeiden. 1920 empfiehlt GLÄSMER die Hautexcision mit Rücksicht auf die Spannungsverhältnisse in der skizzierten (S. 102) Form vorzunehmen. Es resultiert eine seitliche Narbe. Im selben Jahr beschreibt HALLA die Hebung der Brust durch Excision einer Hautsichel oberhalb der Warze und eines Ovals zwischen Warzenhof und Submammärfalte. Ähnlich hebt DER BRUCKE die Warze durch eine halbmondförmige Hautexcision ober- und unterhalb derselben.

7. Eigene Erfahrungen.

Verfasser hat 1912 im Verein mit Kirchmayer bei einer Drüsenhypertrophie bedeutenden Umfanges den ersten Versuch einer kosmetischen Korrektur unternommen. Angewandt wurde eine Schnittführung ähnlich Morestin I. Das Resultat war für die damaligen Verhältnisse befriedigend. Kosmetisch war an derselben die ungenügende Aufwärtsverlagerung der Drüse auszusetzen. Ein zweiter Versuch im Jahre 1914, bei dem dieser Fehler vermieden werden sollte, zeitigte ein weniger günstiges Resultat. Der Krieg unterbrach diese Versuche für lange Zeit. Sie wurden erst 10 Jahre später auf Grund der Publikation Passots wieder aufgenommen. Vier Jahre wurde die Methode dieses Autors, von geringfügigen Modifikationen abgesehen, beibehalten. Etwa 70 Fälle wurden in dieser Weise operiert. In der Mehrzahl der Fälle wurde die zweizeitige Erledigung vorgezogen, weil sie nebst genügender Sicherheit für die Ernährung der einzelnen Teile die Möglichkeit der Durchführung in Lokalanästhesie bot. Im ersten Akt wurde Warzenversetzung beiderseits, im zweiten die Resektion vorgenommen. Die Zeitdauer zwischen erstem und zweitem Akt betrug 14 Tage bis 2 Monate. Die Nachteile dieser Methode liegen in dem unangenehmen Zustand zwischen beiden Operationen, in dem sich, besonders bei schweren Brüsten, die Tendenz zum Ausreißen der Warzen geltend macht. Die schon erwähnte Ausdehnung der unteren Narbe bis in Brust- und Achselausschnitt, ferner die Neigung zur Erzielung flacher Formen, die wohl vergangenen Modeidealen entsprachen, heute aber weniger Anklang finden, veranlaßten zum Wechsel der Methode. Es folgten Versuche nach Lexer-Kraske und verschiedenen anderen der publizierten Methoden, deren Erörterung zu weit führen würde. Endergebnis waren die in Folge geschilderten Verfahren, die sich in einer stattlichen Zahl von Fällen bei normalen Hängebrüsten bewährt haben.

Bei größeren Brüsten wird zweizeitig operiert. Man beginnt mit einer Umschneidung der oberen Hälfte des Warzenhofes, nachdem zuerst die Haut des Warzenhofes durch eine Naht an ihrer Unterlage fixiert wurde. Es folgt eine Unterminierung der Haut nach aufwärts bis nahe an die Clavicula. Hierauf Excision einer Hautöffnung für die Warze. Die Warzenlücke wird als vertikales Längsoval angelegt, weil bei der Nachkorrektur im Schlußakt die Warze im horizontalen Durchmesser verbreitert wird. Spaltung der Hautbrücke zwischen erster Incision und der Warzenlücke. Abheben der Haut nach beiden Seiten. Nachdem das Gebiet oberhalb der Warze von Haut entblößt ist, wird ein Keil aus dem Gewebe entfernt, der in der Hauptsache ober und hinter der Drüse liegt und den Hauptteil des gedehnten, resp. in die Länge gewachsenen Aufhängeapparates der Drüse betrifft. Seine Basis liegt oberhalb der Drüse und repräsentiert das Ausmaß, um welches dieselbe gehoben werden soll. Seine abwärts gerichtete Spitze liegt hinter der Drüse. Die Hauptaufgabe dieser Excision ist eine Hebung der Drüse auf demselben Wege, auf dem die Senkung erfolgte. Im Bedarfsfalle kann dieselbe aber auch auf die obere Peripherie der Drüse ausgedehnt werden und zur Verkleinerung derselben beitragen. Beim Verschluß des Excisionsdefektes durch Catgutnähte wird auf Fixierung mehrerer Drüsenlappen an die Fascie geachtet. Hierauf erfolgt die Einnähung des oberen Warzenhofrandes an der hiezu bestimmten Stelle. Trotzdem dies infolge der Hebung des Drüsenkörpers ohne jede Spannung möglich ist, wird die Bindegewebsunterlage mit einigen Catgutnähten an das Unterhautgewebe genäht und die Haut des Warzenhofes nur durch einige feine Nähte ausgespannt. An den Enden des ersten Incisionsschnittes ergibt sich naturgemäß eine Hautanschoppung. Dieselbe wird abgetragen bis auf einen Bürzel, der vorderhand stehen bleibt. Zum Schluß wird aus der unteren Partie der Brust ein Keil entnommen, der wie bei Lexer-Kraske situiert ist und der Verkleinerung der Brust dient. Er enthält Haut, Fettmantel, Drüse nach Erfordernis, und wird ohne Hautabhebung in einem Zug excidiert. Seine Form unterscheidet sich von der Lexerschen dadurch, daß sie sowohl am unteren Warzenhofrand als auch in der Submammärfalte in eine Spitze ausläuft, die breiteste Stelle befindet sich etwas höher. Der Verschluß geschieht nur in vertikaler Richtung durch einige versenkte Nähte und Hautnaht ohne besondere Spannung. Da die Drüse schon gehoben ist, ist dies ohne weiteres möglich. Für den zweiten Akt bleiben nur einige kleine Hautexcisionen am Warzenhofrand übrig, die nach 14 Tagen oder auch später vorgenommen werden. Wenn man länger wartet, schrumpft der Hautüberschuß, wodurch sich der nötige Eingriff verringert. Eine Quernarbe in der Submammärfalte wird nicht gesetzt.

Die Korrektur kleinerer Brüste wird in einer Sitzung vorgenommen. Hier wird der Warzenhof völlig umschnitten und die Haut von hier aus nach allen Seiten abgehoben. Hierauf Anlegen der Hautlücke für die Warze. Durchtrennung der dazwischen liegenden Hautbrücke. Nun kann der Brustinhalt aus seiner Hauthülle herausgehoben werden. Hierauf folgt die Entfernung eines retromammären Keiles wie im ersten Fall. Ebenso die Hebung und Fixation der Drüse. Der schwierigste Teil des Eingriffes ist die Einpassung des Warzenhofes in die Hautlücke, die nach Abtragung der überschüssigen Haut derart vorgenommen wird, daß die Nahtlinie den Warzenhofrand nicht verläßt. Man braucht eine leichte Fältelung der Haut um denselben nicht zu scheuen, da sich diese erfahrungsgemäß nach einiger Zeit von selbst ausgleicht, wenn man nur Haut abgehoben hat.

Das Wesentliche bei beiden Methoden liegt in der Verlagerung und Fixierung der Drüse durch die Excision eines retromammären Keiles. Derselbe unterscheidet sich von seinen Vorbildern (Dehner, Schreiber) durch seine Form und Verlaufsrichtung. Die Hebung der Drüse auf diese Art entspricht den natürlichen Verhältnissen und vermeidet eine Knickung derselben, sowie eine Belastung der Warze, die bei anderen Methoden als Angriffspunkt für die Suspension dient. Die Verkleinerung der Drüse durch Excision eines Sektors lehnt sich an das Muster Lexer-Kraske an. Durch die geänderte Form des Keiles entfällt zunächst die Quernarbe. Der wichtigste Unterschied liegt aber darin, daß durch die vorherige Verlagerung der Drüsenbasis die Notwendigkeit den Brustinhalt durch Hautspannung nach aufwärts zu drängen, vermieden wird. Damit ist die Gefahr der Ernährungsstörungen durch Kompression

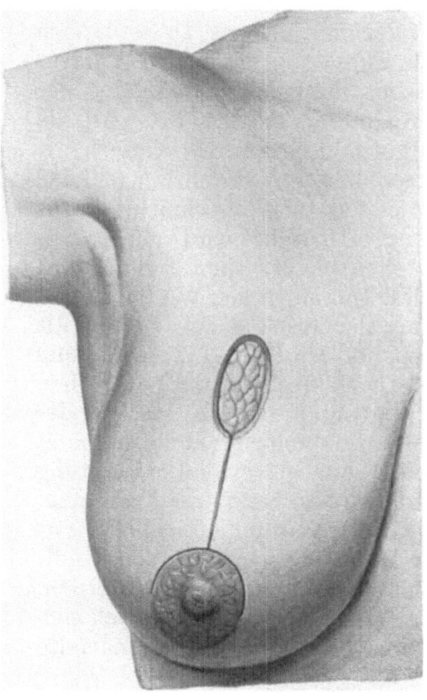

Abb. 114. EITNER: Hautschnitt bei
großen Brüsten.

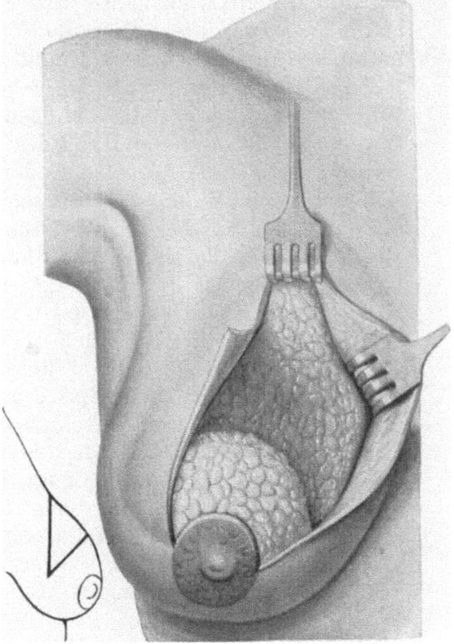

Abb. 115. EITNER: Keilexcision hinter der
Brustdrüse zur Hebung derselben.
Nebenbild: Richtung des Keiles.

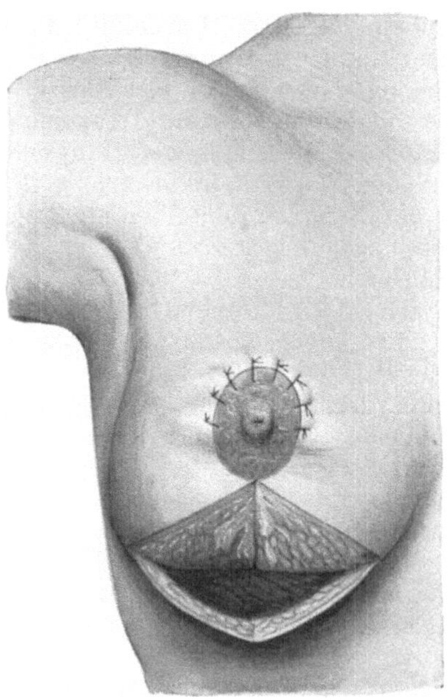

Abb. 116. EITNER: Keilexcision im unteren Anteil der Brust zur Verkleinerung derselben.

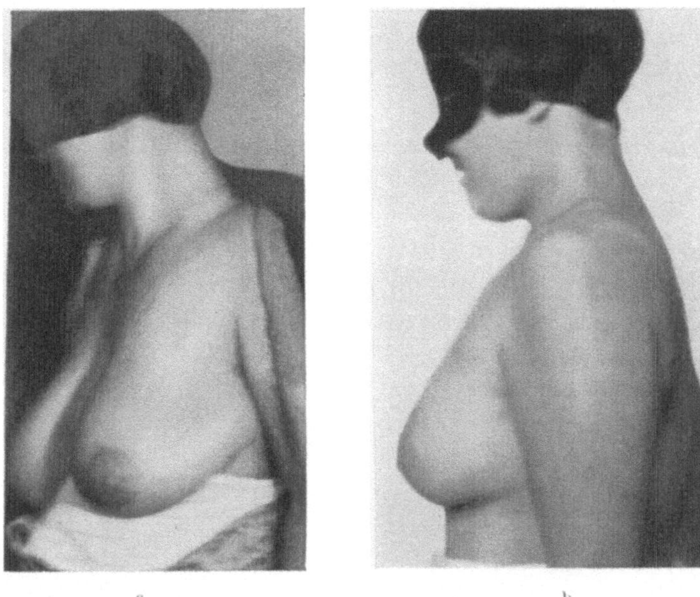

Abb. 117. Stärkere Fetthypertrophie bei 26jähriger Frau, durch zweifache Keilexcision
gehoben und verkleinert.

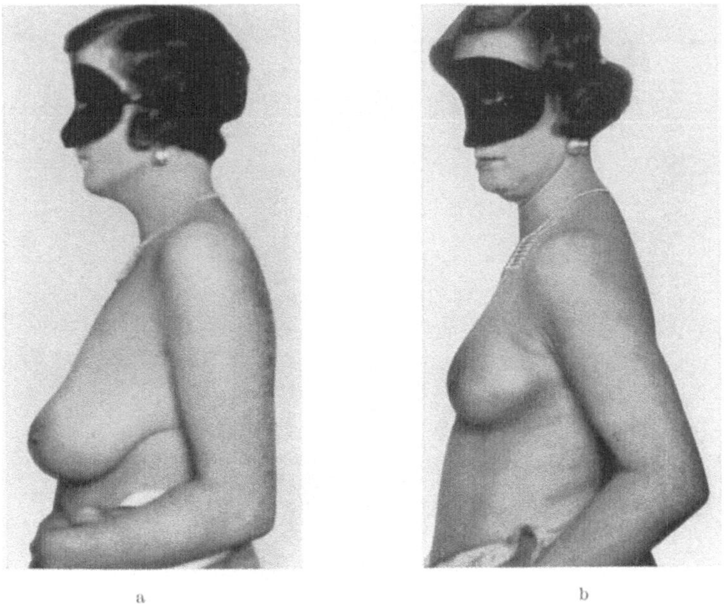

Abb. 118. Mittlere Hängebrust bei 35jähriger Frau, korrigiert wie bei Abb. 117.

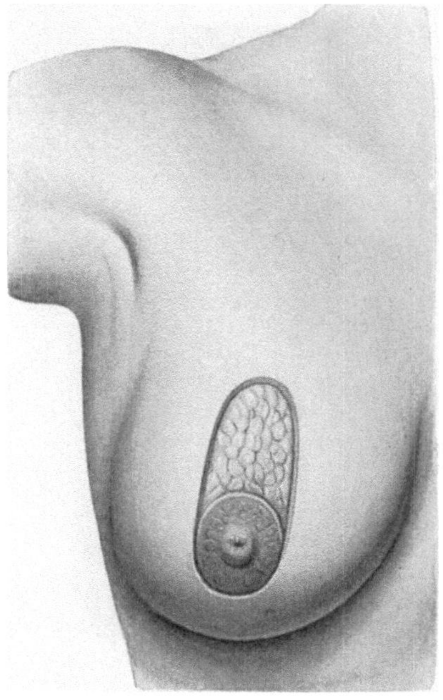

Abb. 119. EITNER: Hautschnitt bei kleinen
Brüsten.

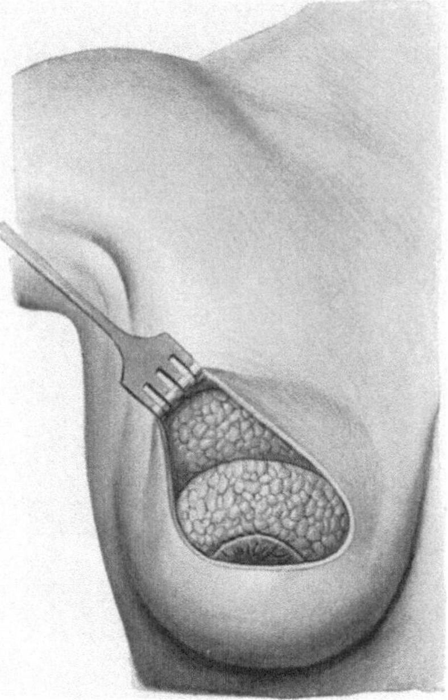

Abb. 120. EITNER: Hebung der Brust
durch Keilresektion.

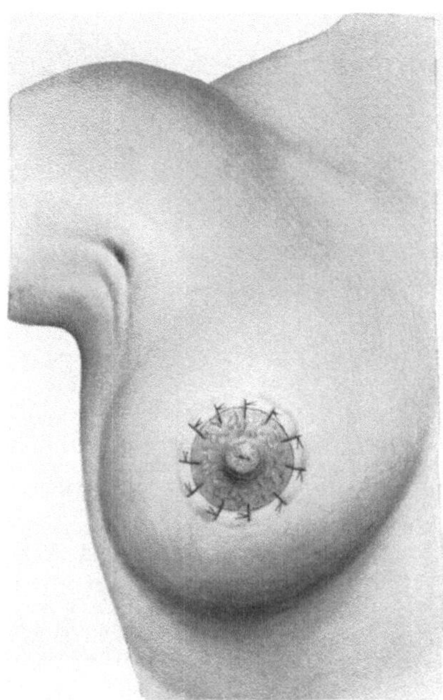

Abb. 121. Endresultat der Schnittführung von Abb. 119, 120, die Hautpartie um die Warze
zeigt anfangs Faltenbildung.

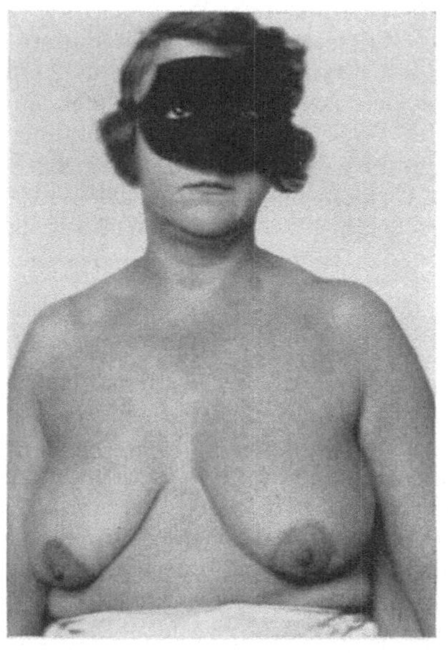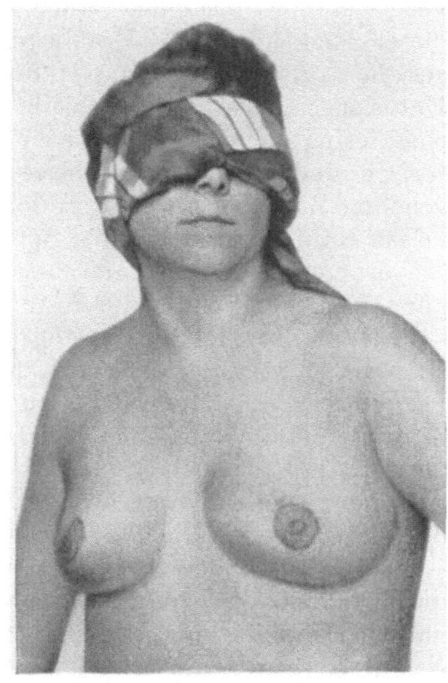

a   b

Abb. 122. Mittlere Fettbrust bei 36jähriger Frau, korrigiert durch zweifache Keilexcision.

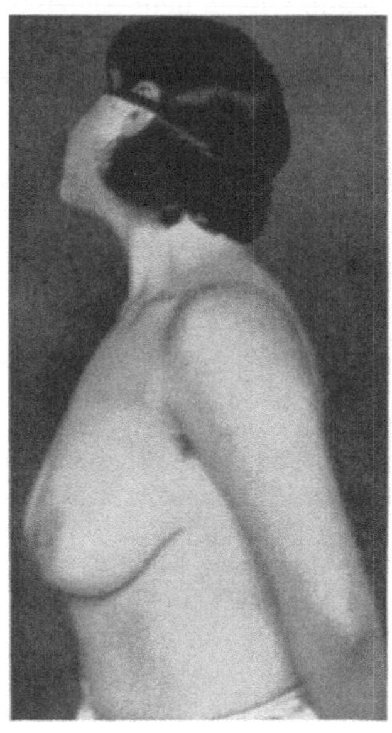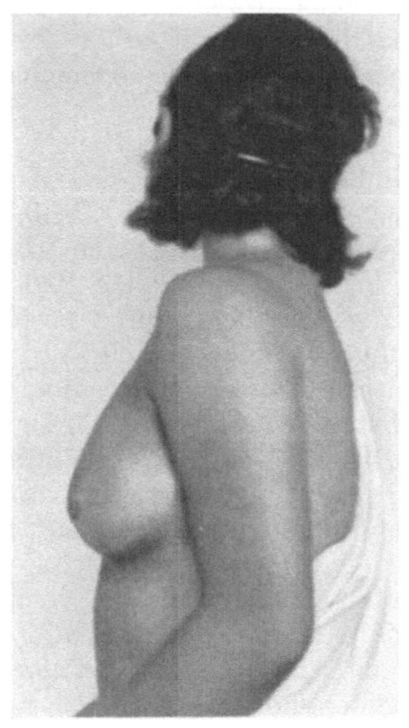

a   b

Abb. 123. Kleine Hängebrust bei 20jährigem Mädchen, korrigiert durch einfache
Keilexcision.

von Gefäßen behoben. Auch die Entlastung der Warze wirkt in dieser Richtung. Die Ernährung der Warze wird außerdem dadurch gesichert, daß nahezu die Hälfte ihres Umfanges mit der Haut samt Unterlage in Verbindung bleibt. Für den zweiten Akt verbleibt nur eine geringfügige Nachkorrektur an der Haut, die gelegentlich ambulatorisch und in Lokalanästhesie ausgeführt werden kann. Das unangenehme Zwischenstadium, in dem das Gewicht der noch unverkleinerten Drüse Nähte und Erhaltung der Form gefährdet, entfällt. Wer auf die Sicherung durch die Hauternährung verzichten will, kann die Operation auch in einer Sitzung durchführen.

Die zweite Methode bietet den großen kosmetischen Vorteil, daß sich die sichtbare Narbe auf den Warzenhofrand beschränkt, wo sie bekanntlich am unauffälligsten ist. Gegenüber den Hautspannungsmethoden bietet sie eine verläßliche und dauerhafte Verlagerung der Drüse. Ernährungsstörungen kommen bei dem Ausfalle jeglicher Spannung nicht in Betracht. Auch die Möglichkeit einer Verkleinerung der Brust ist vorhanden, ohne daß solche zu befürchten wären.

Die erstgeschilderte Operation wird vom Verfasser in Äthernarkose durchgeführt. Gegen die Anwendung anderer Narkoseverfahren wäre natürlich nichts einzuwenden. Die Korrektur kleinerer Brüste, sowie Nachkorrekturen lassen sich ebensogut in Lokalanästhesie vornehmen. Die Vorbereitung zur Operation unterscheidet sich nicht von den üblichen Maßnahmen vor größeren Eingriffen. Markiert wird das Zentrum des gewählten neuen Warzensitzes und der untere Endpunkt des vom Warzenhof abwärts ziehenden Schnittes im Falle 1 nach dem Augenmaß. Besondere Messungen erscheinen überflüssig. Die Formung richtet sich mehr nach den allgemeinen Körperverhältnissen, wie nach starren Regeln. Bei einiger Übung genügt die Schätzung vollkommen. Auch zur Erzielung der erforderlichen Symmetrie findet man mit den erwähnten Orientierungspunkten das Auslangen. Das Abwägen der excidierten Stücke fruchtet wenig. Große Differenzen sind ohne weiteres mit dem Augenmaß zu konstatieren, kleine haben bei der so häufigen Asymmetrie der beiden Brüste keine Bedeutung.

Die Nachbehandlung besteht in 4—5tägiger Bettruhe, Entfernung etwaiger Drainagen nach 48 Stunden, Verbandwechsel am 2. und 6. Tage, Nähteentfernung etappenweise zwischen 10.—14. Tag. Das Tragen geeigneter Busenhalter wird auch weiterhin empfohlen.

Das erzielte Resultat läßt sich erst längere Zeit (6—8 Wochen) nach der Operation beurteilen, da die Schwellung des Drüsengewebes oft lange anhält. Die Dauerhaftigkeit des Resultates hängt von der angewendeten Methode, sowie von individuellen Verhältnissen ab. Schwangerschaft und Lactation, die wir an einigen unserer Fälle beobachtet haben, sowie starke Gewichtszunahme gefährden dieselbe am meisten. Störungen oder Versagen bei der Lactation ist unter diesen Fällen nicht vorgekommen. Wir haben manche von unseren Fällen jahrelang in Beobachtung gehalten und uns von der Dauerhaftigkeit des Resultates überzeugen können.

Bei jenen Fällen, die wir früher als Hypertrophien bezeichnet haben, genügen partielle Resektionen sehr oft nicht. Trotzdem bei der

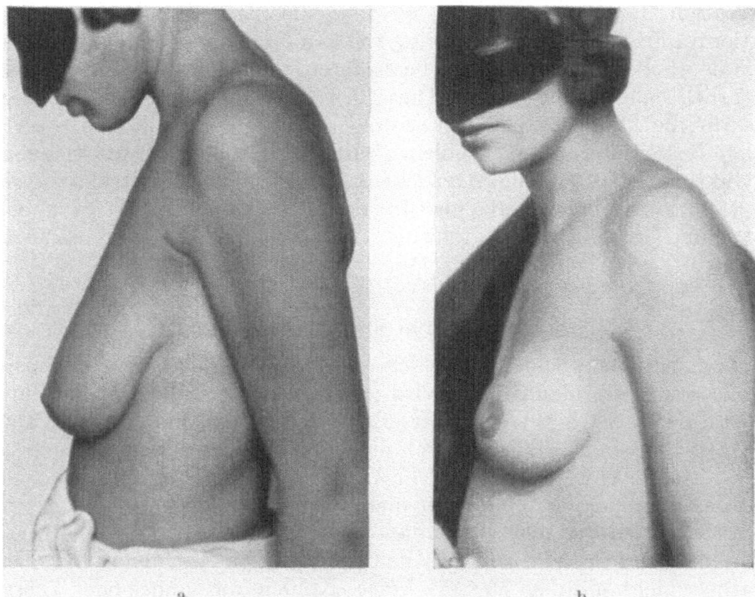

Abb. 124. Schlaffe Hängebrust bei 22jährigem Mädchen, korrigiert durch einfache Keilexcision.

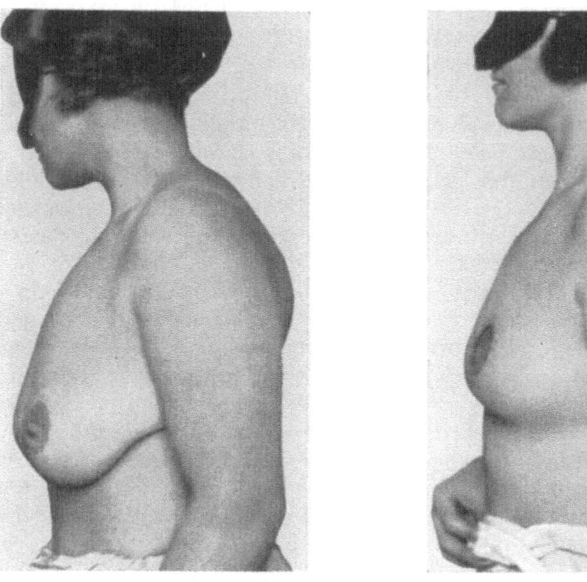

Abb. 125. Schlaffe Hängebrust bei 30jähriger Frau, korrigiert durch zweifache Keilexcision.

Operation Resultate erreicht werden, die dem Operateur und der Patientin Freude machen, kann man schon nach einigen Monaten wieder eine deutliche Volumszunahme beobachten, die das kosmetische Resultat natürlich bald beeinträchtigt. Dies gilt sowohl für die seltenere Drüsen-, wie für die häufigere Fetthypertrophie. Für diese Fälle sind die radikalen Resektionen zu empfehlen. Dabei ist jeweilig auf die möglichste Reduktion jenes Anteiles Gewicht zu legen, dem die Rezidivneigung konstitutionell innewohnt, also im ersten Fall der Drüse, im anderen des Haut- resp. Unterhautgewebes (Fettmantel) des engeren Brustgebietes.

8. Korrekturen an der Mammilla.

Der häufigste Schönheitsfehler an der Mammilla ist die abnorme Größe des Warzenhofes. Sie wird gewöhnlich im Anschluß an Hängebrustkorrekturen mit Warzenversetzung verringert, indem der Warzenhof mit kleinerem Radius umschnitten und die Randpartie abgetragen wird. Eine Korrektur dieser Art hat *Verfasser* bei einer unterentwickelten Mamma vorgenommen, indem er nicht einen peripheren, sondern zentral, unmittelbar an die Warze anschließenden Ring excidierte. Bei Hyperpigmentierung des Warzenhofes kann man durch Abtragung der oberen Epithelschicht mit dem Messer, Fräse, Kohlensäureschnee oder Thermokauter eine zarter gefärbte Oberfläche bekommen.

Eingezogene und verzogene Warzen sieht man häufig nach zweizeitigen Hängebrustoperationen, wenn die Brust beim ersten Akt unverkleinert gelassen wurde. Man umschneidet in solchen Fällen den Warzenhofrand an der Peripherie der breitesten Partie, präpariert den Ausführungsgang frei, zieht ihn in die richtige Lage und fixiert ihn durch Catgutnähte.

Die angeborene Hohlwarze korrigiert SELLHEIM, indem er das Ende des Ausführungsganges nach Umschneidung eines entsprechenden Anteiles vom Warzenhof frei präpariert und vorstülpt. Zur Überkleidung wird der umschnittene Teil des Warzenhofes verwendet. Nach SCHEPELMANN wird das straffe Bindegewebe des Sinus und Ductus lactiferri durchschnitten und zu einem radiär gerichteten Wulst gerafft, indem von je einem Bogenschnitt 2 cm oberhalb und 4 cm unterhalb der Warze ausgegangen wird. Schlupfwarze nennt man eine normal entwickelte Warze, die sich hinter den verengten zirkulären Warzenhofmuskel zurückzieht. Zur Behebung empfehlen KEHRER und BASCH die Myotomie dieses Muskels.

Bei Total- oder Teilnekrose des Warzenhofes ist ein Ersatz nicht nötig, da der Defekt durch die Granulationsnarbe auch kosmetisch befriedigend ersetzt wird. Schwieriger ist der funktionell ausreichende Ersatz der Mammilla. Dem *Verfasser* ist es in einem Fall durch Vorziehen des Ausführungsganges und spiraliger Einrollung eines Streifenläppchens aus der Haut der Randzone des Defektes der Ersatz gelungen. KLEINSCHMIDT legt vier rechtwinkelige Schnitte derart an, daß ein kreuzförmiger nach 4 Seiten gestielter Lappen entsteht. Durch Raffung wird ein warzenartiges Gebilde erzeugt.

9. Korrekturen bei Mikromastie.

LEXER hat nach Angaben Kraskes bei einer atrophischen Mamma durch Fettimplantation von einem Vertikalschnitt an der Unterseite günstige Erfolge erzielt. Auch PASSOT empfiehlt neuestens die retromammäre Unterpolsterung mit kleinen Fettlappen. GLÄSMER versucht durch Zusammenraffung an der Basis die hypoplastische Mamma vorzutreiben.

Häufiger wurde versucht durch Injektionen von Paraffin zwischen die Drüsenlappen der Brust eine volle Form zu geben. *Verfasser* hatte wiederholt Gelegenheit, solche von anderer Seite gesetzte Depots, die keine günstigen Resultate zeitigten, zu entfernen. Auch Spontanausstoßung wurde beobachtet. Recht ungünstige Resultate solcher Versuche berichten HOLLÄNDER, MORESTIN, TUFFIER, KACH, SCHMORL, ROSE, KROHN u. a. Nach SCHWARZMANN lassen sich durch Einbringung von Paraffin oder einer Glaskugel hinter die Drüse befriedigende Erfolge erzielen.

10. Korrekturen von Asymmetrien der Mammae.

Kleine Asymmetrien der Mamma sind als normal zu bezeichnen, weil man selten vollkommen symmetrische Brüste sieht. Größere Differenzen, besonders in bezug auf den Umfang sind nicht selten. *Verfasser* pflegt in solchen Fällen entweder die größere der kleineren anzupassen, oder wenn diese auch nicht gerade ideal geformt ist, an beiden die übliche Verkleinerungsoperation vorzunehmen. Es kommt aber auch vor, daß die Anpassung einer unterentwickelten Brust an die andere, besser ausgebildete verlangt wird.

11. Korrektur der Polymastie.

Mehr oder weniger ausgeprägte überzählige Warzen sieht man häufig. Gut ausgebildete, eventuell auch lactationsfähige, überzählige Brüste sind eine Rarität. Die Behandlung besteht im ersten Falle in der Excision oder Entfernung mittels Kauter, im zweiten in der Totalexstirpation.

Literatur zu Korrekturen der weiblichen Brüste.

AXHAUSEN: Med. Klin. **1926**, Nr 38.
BIESENBERGER: Zbl. Chir. **1928**, Nr 38, **1930**, Nr 48.
DARTIGUES: Arch. franco-belg. **28** (1925).
DEHNER: Münch. med. Wschr. **1908**, Nr 36.
DER BRUCKE: Amer. J. Surg. **11** (1931).
ECKSTEIN: Zbl. Chir. **1923**, Nr 34.
EITNER: Wien. med. Wschr. **1926**, Nr 42; **1927**, Nr 46; **1931**, Nr 33.
GIRALDES: Bull. Soc. Chir. **2**. Paris 1851.
GIRARD: Verh. dtsch. Ges. Chir. **1910**.
GLÄSMER: Zbl. Gynäk. **1930**, Nr 35. — Münch. med. Wschr. **1928**, Nr 36. — Die
    Formfehler und plastischen Operationen der weiblichen Brust. Stuttgart:
    Ferdinand Enke 1930.
GÖBELL: Münch. med. Wschr. **1914**, Nr 31. — Arch. klin. Chir. **146**, H. 2/3 (1927).
GOHRBAND: Leitfaden der Kosmetik von Buschke usw. Berlin: de Gruyter & Co.
    1932.
GRÄFENBERG: Med. Welt **1930**, 25.
GUINARD: Bull. Soc. Chir. Paris **1903**.

HOLLÄNDER: Münch. med. Wschr. **1912**, 2842. — Dtsch. med. Wschr. **1924**, Nr 24 u. 41. — Zbl. Chir. **1930**, Nr 2.
JOSEPH: Dtsch. med. Wschr. **1925**, Nr 27; **1927**, Nr 44. — Nasenplastik und sonstige Gesichtsplastik nebst einem Anhang über Mammaplastik, Bd. 3. Leipzig: Curt Kabitzsch 1931.
KACH: Münch. med. Wschr. **1919**, 34.
KAUSCH: Zbl. Chir. **1916**, Nr 35.
KEHRER u. BASCH: Siehe H. Klose u. Sebening in Kirschner, Nordmanns Chirurgie Bd. III. Berlin: Urban & Schwarzenberg 1930.
KLEINSCHMIDT: Chirurgische Operationslehre. Berlin: Julius Springer 1927.
KÖHLER: Zbl. Chir. **1930**, 103.
KRASKE: Münch. med. Wschr. **1923**, Nr 21.
KROHN: Zbl. Chir. **1930**, Nr 45, 46.
KURTZAHN: Chirurg **1931**. — Dtsch. Z. Chir. 209, 403.
KÜSTER: Mschr. Geburtsh. **73** (1926).
LEXER: Münch. med. Wschr. **1912**, Nr 49.
LOTSCH: Zbl. Chir. **1923**, Nr 32. — Klin. Wschr. **1928**, Nr 13.
MORNAUD: La prat. Chir. illustr. **1926**.
MORESTIN: Bull. Soc. Chir. Paris **29** (1903); **33** (1907); **35** (1909). — Bull. Soc. Anat. **1907**. — Ref. Zbl. Chir. **1909**, 202.
NOEL: Med. Welt **1928**, Nr 2.
PASSOT: Presse méd., März **1925**, No 20. — Chir. esthetique pure. Paris: Gaston Doin 1931.
POUSSON: Bull. Soc. Chir. **23** (1897).
QUERVAIN, DE: 12. Jverslg schweiz. Ges. Chir. Zbl. Chir. **1925**, Nr 43.
RAHM: Zbl. Chir. **1930**.
ROSE: Bruns' Beitr. **134**, H. 2, 244.
SCHEPELMANN: Dtsch. med. Wschr. **1924**, 40. — Zbl. Gynäk. **1924**, Nr 42.
SCHMORL: Münch. med. Wschr. **1922**, 215.
SCHREIBER: 18. Chir.-Verslg Prag, Zbl. Chir. **1929**, Nr 27. — Bruns' Beitr. Chir. **147** (1929).
SCHWARZMANN: Chirurg **2**, H. 20 (1930).
SELLHEIM: Zbl. Chir. **1917**, Nr 36.
THOREK: N. Y. med. J. a. med. Rec., Nov. **1922**.
TUFFIER: Ref. Zbl. Chir. **1904**.
VERCHÈRE: Med. modern. **1898**, Nr 18.
VILLANDRÉ: Arch. franco-belg. Chir. **28**, 325 (1925).
WEINHOLD: Zbl. Gynäk. **1926**, Nr 40.

IX. Haut- und Fettabtragungen in verschiedenen Körperregionen.

Es gibt noch verschiedene typische Fettanlagerungsstellen am Körper. Obwohl der endokrine Charakter dieser Anlagerungen bereits bekannt und studiert ist, trotzen dieselben oft allen konservativen Maßnahmen. Infolgedessen wird bei extremer Ausbildung nicht selten die operative Abtragung gefordert, zumal die daraus resultierenden Narben unter der Bekleidung viel weniger stören, als die Fettanlagerung selbst, die auch durch die Bekleidung nicht zu kachieren ist.

Eine solche lokale Anlagerung ist z. B. der *Fetthöcker*. Er kulminiert im Bereich der untersten Halswirbel und obersten Brustwirbelfortsätze und kann oft beträchtliche Dimensionen annehmen. Er ist meist bei Frauen anzutreffen. Zur Entfernung pflegt sich der *Verfasser* folgender Schnittführung zu bedienen: Bogenschnitt an der unteren Peripherie der Erhebung. Von diesem aus Abheben der Haut mit einer Fettschicht die der Dicke des Panniculus der Umgebung entspricht, bis an die obere

Peripherie der Erhebung. Abtragen der Fettmassen. Verkürzung der Haut durch Entfernung eines entsprechenden Streifens, Naht. Der Schnitt wird möglichst nach abwärts verlegt, um einen narbenfreien Halsausschnitt zu gestatten. Die Belassung einer Fettschicht ist zur Erzielung einer glatt sich anpassenden Oberfläche nötig. *Fetthüften* (Steatopygia tronchanterica, Reithosentyp) nennt man manchmal ganz kolossale Fettanlagerungen, die sich vom Darmbeinkamm bis in den halben Oberschenkel herabziehen. Diese Erscheinung zeigt sich manchmal in Form flügelförmiger, schlaffer Hautfettlappen. Die Korrektur erfordert die Excision gewaltiger, oft über handbreiter Keile aus Haut und Fettschicht. Dieselben müssen am Darmbeinkamm beginnen und bis in die Mitte des Oberschenkels reichen. Es ist besonders auf glatte Schnittflächen und Adaptierung der tieferen Schichten zur Vermeidung von hämatombildenden Höhlen zu achten.

Ähnliche Excisionen werden manchmal an den *Oberarmen*, häufiger noch an den *Unterschenkeln* vorgenommen. Im ersteren Fall wird über der Bicipitalfurche von der Axilla bis zum Ellbogen excidiert. Im zweiten Fall handelt es sich entweder um die Rückseite der oberen Hälfte des Unterschenkels (Wade), oder um die untere Peroneusgegend. Besonders in diesem Fall ist an die ungünstigeren Heilungsverhältnisse dieser Gegend zu denken und denselben durch Bettruhe von mindestens 8 Tagen Rechnung zu tragen.

Hängebauch. Wir unterscheiden bekanntlich zwei Arten der Vorwölbung des Unterleibes. Die eine kommt durch subcutane Fettanlagerung zustande, während die andere eine Überdehnung von Fascien und Muskeln der vorderen Bauchwand darstellt. Die letztere führt in weiterer Konsequenz zu dem Krankheitsbild der Enteroptose. Eine häufige Komplikation ist die Umbilicalhernie. Es kann natürlich auch eine Kombination beider Entstehungsursachen vorliegen. Beide Formen sind unter Umständen einer operativen Behandlung zugänglich. Während aber die Behandlung der zweiten Form über die kosmetische Indikation hinausgeht, ist bei der ersteren gerade diese häufig das ausschlaggebende Moment.

Die Fettanlagerung der Bauchhaut hat verschiedene typische Lokalisationen. Hauptsächlich unterscheiden wir eine Anlagerung unterhalb des Nabels und eine mehr gleichmäßige Verteilung oberhalb und unterhalb desselben. Die Menge des angesammelten Fettes steigert sich manchmal ins Enorme. Fälle, bei denen 5—10 kg Fett entfernt wurden sind in größerer Zahl beschrieben (KELLY, SCHEPELMANN, WALZEL, HALBAN, PETERS u. a.). Selbstverständlich bringen solche Fettbäuche schon durch ihr Gewicht und ihren Umfang mancherlei Beschwerden mit sich. Bei älteren Leuten kommt auch eine Ausdehnung der Bauchhaut unterhalb des Nabels mit nur mäßiger Fetteinlagerung vor, so daß der Überschuß ähnlich einer Schürze herunterhängt (Fettschürze).

Die operative Korrektur dieser Fettansammlungen besteht in einer Excision keilförmiger Stücke. Meist werden die Querexcisionen vorgezogen, aber auch Excisionen in der Längsrichtung können zweckmäßig sein, wenn die Fettansammlung oberhalb des Nabels bedeutend ist. Bei Fettbäuchen und Fettschürzen unterhalb des Nabels empfiehlt sich die Schnittführung nach JOLLY, die ohne den Nabel zu berühren von einer Spina zur anderen reicht. Bei gleichmäßiger Fettverteilung kommt die Schnittführung nach WALZEL, KÜSTER, SCHEPELMANN oder WEINHOLD in Betracht. Bei diesen Methoden fällt der Nabel meistens weg. Manche Autoren finden seine Erhaltung auch nicht erstrebenswert. Sie wird aber doch von den meisten Patienten gewünscht, zumal sie keine Schwierigkeiten bereitet. Man kann den Nabel umschneiden (SCHEPELMANN) und in die Nahtlinie einfügen oder nach FRIST durch

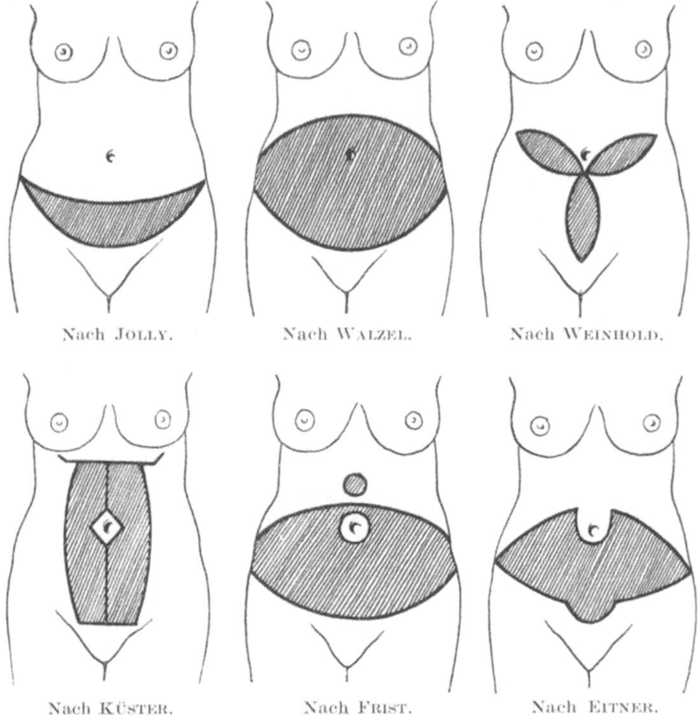

Abb. 126. Excisionen bei Hängebauch.

ein Knopfloch über dieselbe plazieren. *Verfasser* ist in zwei Fällen mit einer Schnittführung ausgekommen, die den Nabel in einer vom oberen Hautrand entspringenden Lappen erhielt. WEINHOLD schont den Nabel durch eine sternförmige Excision. Nach KÜSTER bleibt dabei zu viel Fett oberhalb des Nabels erhalten. FLESCH-THEBESIUS und WEINSHEIMER erhalten den Nabel in dreieckiger Umschneidung. KIRCHMAYER stellt aus einem Lappen vom oberen Rand einen neuen Nabel plastisch her. PASSOT beschreibt eine besondere Form, den Kugelbauch, bei dem sich die Fettmassen um den Nabel herum anhäufen. Er korrigiert dieselben durch eine ringförmige Excision von Haut und Fett. Der umschnittene Nabel wird in das obere Ende der Wunde eingenäht, die übrige Wunde in der Längsrichtung geschlossen.

Der Eingriff bereitet im allgemeinen keine Schwierigkeiten, imponiert aber durch seinen Umfang. Es empfiehlt sich möglichst senkrecht und glatt bis an die Fascie zu schneiden, was sich am besten mit einem Amputationsmesser bewerkstelligen läßt. Manche Autoren empfehlen Ligaturen zu vermeiden, um möglichst glatte Heilung zu erzielen. Verfasser würde die Hämatombildung mehr fürchten, als einige Ligaturen. Auch versenkte Nähte sind nicht zu vermeiden. Drainage für 48 Stunden. Für den Eingriff wird meist Narkose notwendig sein. Verfasser konnte in einem Falle mittleren Umfanges mit Lokalanästhesie auskommen. Bei der Indikationsstellung ist auf den Allgemeinzustand der oft sehr fettleibigen Patienten zu achten.

Gynäkomastie. Unter diesem Titel präsentieren sich häufig Fälle von besonderer Fettanlagerung in der Brustpartie bei Männern. Echte Gynäkomastie, das ist „Überentwicklung eventuell sogar Funktionsfähigkeit der männlichen Milchdrüse" ist verhältnismäßig selten und beruht auf konstitutionellen endokrinen Störungen. *Verfasser* konnte in einem Fall der ersten Kategorie durch quere Keilexcisionen an der unteren Peripherie der Brustwölbung befriedigenden Erfolg erzielen. Bei echter Gynäkomastie nimmt KURTZAHN durch zwei bogenförmige Schnitte zwei Hautexcisionen vor, wobei die Brustwarze an einem medialen Hautstiel hängen bleibt. Hierauf wird die Drüse exstirpiert und die Warze nach oben gedreht und in den oberen Wundrand eingenäht. Die Drehung der Warze erfolgt auf jeder Seite in entgegengesetzter Richtung.

Literatur zu Haut- und Fettabtragungen in verschiedenen Körperregionen.

EISELSBERG: Wien. klin. Wschr. **1914**, 27.
FLESCH-THEBESIUS u. WEINSHEIMER: Chirurg 1931.
FRIST: Wien. klin. Wschr. **1927**, 27.
HALBAN-FRIST: Wien. klin. Wschr. **1921**, 22.
JOLLY: Zbl. Gynäk. **1911**, 1009.
KELLY: Zbl. Gynäk. **1902**, 136.
KIRCHMAYER: Zbl. Chir. **1924**, H. 26, 1403.
KURTZAHN: Dtsch. Z. Chir. **209**, 403.
KÜSTER: Mschr. Gynäk. **73**, 316 (1926).
PASSOT: Chir. esthetique pure. Paris: Gaston Doin 1931.
SCHEPELMANN: Bruns' Beitr. **111** (1918).
WALZEL-WIESENTREU: Arch. klin. Chir. **136**, H. 2 (1925).
WEINHOLD: Zbl. Gynäk. **1926**, 40.

X. Orthopädische Kosmetik.
Von Alexander Hartwich-Wien.

In der Orthopädie haben seit jeher kosmetische Momente und Indikationen eine beträchtliche Rolle gespielt, z. B. bei den leichten Skoliosen und Kyphosen, deren Therapie in der Orthopädie einen so breiten Raum einnimmt, und die doch sicherlich weniger funktionell als vor allem kosmetisch störend sind. Sobald also die moderne Kosmetik sich über das Nebenfach der Dermatologie, das sie dereinst gewesen war, hinausentwickelte, war es selbstverständlich, daß sie auch orthopädische Methoden, konservative wie operative, in ihr Arbeitsgebiet einbezog. HARTWICH und EITNER haben zuerst in ihrer *Modernen Kosmetik* 1925 die hierher gehörigen Möglichkeiten eingehend behandelt, nachdem schon ENGEL von einer „kosmetischen Orthopädie" gesprochen hatte.

Die Abgrenzung zwischen Orthopädie und orthopädischer Kosmetik ergibt sich eigentlich ganz von selbst, und zwar aus der Indikation. Operationen, die wegen einer Funktionseinbuße ausgeführt werden und also die Wiederherstellung der Funktion bezwecken, sind und bleiben orthopädisch, während Eingriffe, die von den Fehlern der Körperformen veranlaßt werden, unstreitig kosmetisch sind. Hier stehen wir in mancher Beziehung erst am Anfang einer — unbezweifelbaren — Entwicklung; denn es waltet noch immer die Tendenz, z. B. Menschen mit Beinverkrümmungen, bei denen funktionelle Störungen fehlen, durch allerhand Persuasionsversuche zu beeinflussen, statt die Berechtigung chirurgischen Vorgehens — und damit also die Indikation — anzuerkennen. Freilich, die kosmetische Orthopädie muß unbedingt darauf Rücksicht nehmen, daß nicht aus absoluter, sondern nur aus relativer Indikation operiert wird. Aber abgesehen davon, ob das nicht auch für den Großteil der Orthopädie gilt, ist die orthopädische Kosmetik durchaus imstande, dem Rechnung zu tragen. Denn weil sie sich um die Funktion nur insoferne zu kümmern braucht, daß diese nicht gefährdet oder gar geschädigt werden darf, kann sie sich unter den zahlreichen operativen Möglichkeiten der klassischen Orthopädie stets mit den einfachsten begnügen. Der kosmetische Orthopäde muß ja auch immer bestrebt sein, den operativen Eingriff in der Hinsicht zu vereinfachen, daß die Zeit des Verbandtragens nach Tunlichkeit abgekürzt wird, etwas, was wir auch in der Orthopädie als eine der sozialen Indikationen kennen.

Die orthopädische Kosmetik ist noch Neuland, ihre Grenzen sind weder gegen die kosmetische Chirurgie noch gegen die eigentliche Orthopädie endgültig festgesetzt; diese Bemerkung erscheint unerläßlich, wenn jetzt im folgenden die wichtigsten kosmetisch-orthopädischen Operationen besprochen werden sollen.

Praktisch von Bedeutung sind vor allem die Beinverkrümmungen, also die *genua valga* und *crura vara*. Die schweren Formen, bei denen eine wesentliche Funktionseinbuße vorliegt, mögen den Orthopäden vorbehalten bleiben; die leichten Verbiegungen und Verkrümmungen, die zwar Gehen und Stehen nicht behindern, aber doch arge Schönheitsfehler darstellen, sollten aber auch korrigiert werden, und zwar häufiger, als es derzeit der Fall ist. Die Therapie kann, da es der Kosmetiker bloß mit erwachsenen Personen zu tun hat, nur operativ sein. Denn dort, wo schon im Kindesalter sich Formfehler bemerkbar machen, wird heute ja schon ganz allgemein orthopädische Hilfe angerufen. Freilich hat man auch hier noch zu sehr die Funktionsstörungen im Auge. Die Tendenz, auch die funktionell nicht oder nur ganz wenig störenden Abweichungen von der Normalform zeitgerecht zu korrigieren, grundsätzlich also möglichst früh, hat sich noch keineswegs allenthalben durchgesetzt.

Genua valga. Wir bevorzugen die lineare Osteotomie des Femur, und zwar die subcutane Metaphyseotomie nach SPITZY. Äthernarkose.

Ganz kleiner Längsschnitt durch die Haut, nur so lang, wie der Meißel breit ist. Dieser wird an den Femur herangeschoben und dortselbst um 90° gedreht. Der Femur wird angemeißelt, wobei darauf zu achten ist, daß die hintere Knochenlamelle stehen bleibt (Gefahr einer Verletzung der Vasa poplitea!). Hat man etwa $^2/_3$—$^3/_4$ des Femur durchmeißelt, so wird der Meißel herausgezogen und die Hautwunde mit zwei Catgutnähten geschlossen. Die noch stehende Knochenbrücke wird mit einem kräftigen Ruck durchgeknickt. Ungepolsterter Gipsverband in exakter Korrektur, Achtung auf Deviationen in der Sagittalen.

Der erste Verband reicht von der Zehenwurzel zum Trochanter und bleibt drei Wochen liegen. Dann Abnahme, allenfalls Nachkorrektur, zweiter Verband von den Malleolen zum Trochanter auf vier Wochen; mit ihm ist Aufstehen und Gehen erlaubt. Dann 14 Tage Zinkleimverband von der Zehenwurzel zum Tibiaknorren.

Crura vara. Wir führen die offene lineare Osteotomie der Tibia am Krümmungsscheitel aus. Äthernarkose. Hautschnitt knapp neben der Tibiakante. Das Periost wird längsgespalten, mit dem Raspatorium abgehoben, die Tibia auf zwei Knochenhebel gelagert und horizontal völlig durchmeißelt. Weichteil- und

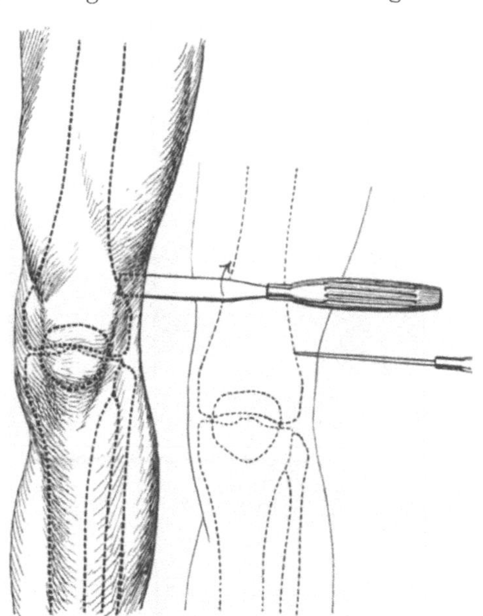

Abb. 127. Metaphyseotomie des Femur.
l.: Der Meißel wird an den Knochen herangeschoben;
r.: der Knochen wird durchtrennt.

Hautnaht mit Catgut. Dann wird die Fibula mit einem kräftigen Ruck durchgebrochen. Ungepolsterter Gipsverband in korrigierter Stellung von der Zehenwurzel bis zur halben Höhe des Oberschenkels. Nach 14 Tagen vorsichtiges Aufstehen erlaubt. Nach 3 Wochen Abnahme, allenfalls Nachkorrektur, zweiter Gipsverband, der von der Zehenwurzel bis zum Tibiaknorren reicht und mit dem der Patient aufstehen und gehen darf. Nach 4 Wochen Abnahme, dann für 14 Tage Zinkleimverband, von der Zehenwurzel bis zum Tibiaknorren.

Während bei den Genua valga 6—7 Wochen eigentlich immer zur völligen Konsolidation des Knochens genügen, dauert der Prozeß bei den Crura vara manches Mal etwas länger, es genügt dann aber das Tragen einer Unterschenkelhülse aus Gips, um das Federn an der Knochennarbe auszuschalten. Und diese ermöglicht es dem Patienten, Schuhe zu tragen und ohne Beschwerden zu gehen.

Hallux valgus. Praktisch noch wichtiger als diese beiden kosmetisch-

orthopädischen Operationen ist die Korrektur des Hallux valgus. Es ist
sehr bedauerlich, daß hier die operative Therapie vielfach deshalb abgelehnt
wird, weil die ganze Behandlung angeblich zu lange dauert und weil ein
Rezidiv nicht ausgeschlossen ist. Das beruht unseres Erachtens darauf, daß
viel zu komplizierte Methoden angewendet werden, obwohl sich doch das
erstrebte kosmetische — und damit gewöhnlich auch das funktionelle —

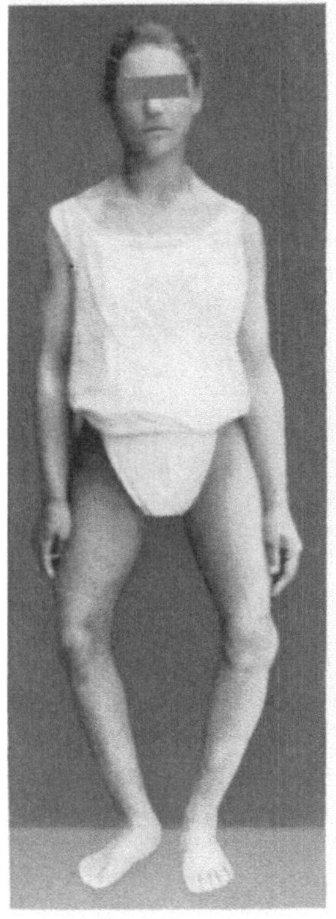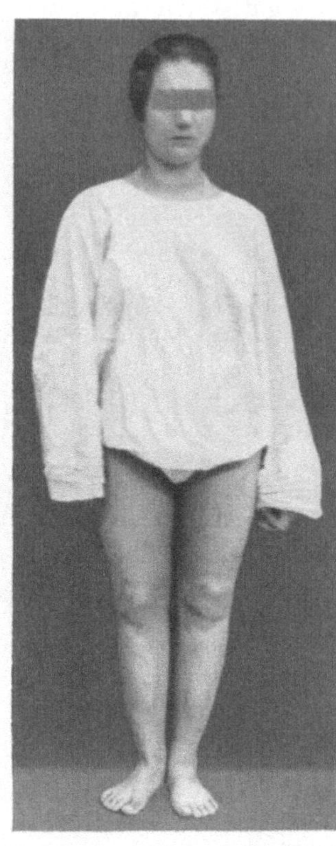
a   b

Abb. 128. Hochgradige Genua vara, korrigiert durch lineäre Osteotomie
am Krümmungsscheitel.

Resultat ganz besonders rasch und sicher erreichen läßt. Man muß
sich eben bloß darauf beschränken, den medial prominierenden Teil
des Köpfchens des Metatarsus I zu resezieren, und soll nicht versuchen,
die Valgusstellung als solche zu korrigieren, weil dann, gerade wenn die
Operation voll erfolgreich war, der Patient orthopädisch richtige Schuhe
tragen muß, die nicht fertig erhältlich sind und ihm gewiß nicht gefallen.
Die Folge ist — früher oder später — das Rezidiv.

Wir lehnen also alle diese Methoden ab und gehen ausnahmslos in
folgender Weise vor: Lokalanästhesie mit $1^0/_0$ Novocain. Längsschnitt
nur wenig medial vom Metatarsus I in der Höhe des Metatarsophalangeal-
gelenkes. Zu Gesicht kommende Venen werden zwischen Ligaturen

durchschnitten. Das Periost wird durchtrennt und scharf abgelöst, was oft nicht ganz leicht gelingt. Dann wird die mediale, in der Regel als Exostose imponierende Partie des Metatarsusköpfchens reseziert, was bei Verwendung eines wirklich scharfen, dünnen Meißels ohne Hammer gelingt. Scharfe Knochenkanten werden geglättet, Weichteilnaht mit Catgut, Hautnaht mit Seide. Die Nähte bleiben mindestens 10 Tage liegen. Starrer Verband überflüssig. Die Patienten kommen auf 2—3 Tage ins Bett; die erste Woche müssen sie zu Hause verbringen, vom 8. Tage an sind sie in der Regel schmerzfrei. Dann kleinerer Verband (Mull-Heftpflaster), mit dem ohne weiteres gegangen werden darf und kann.

Diese — überaus einfache — Operation korrigiert natürlich die Valgität nicht, sie entfernt aber die so häßliche wie störende Exostose dauernd. Rezidivgefahr besteht nicht und Schleimbeutelentzündungen und Frostbeulenbildung bleiben von nun an aus.

Analog operiert man den selteneren *Quintus valgus*, bei dem die laterale Partie des Köpfchens des Metatarsus V reseziert wird.

Schwieriger ist manches Mal die Korrektur der *Hammerzehen*. Die noch hie und da empfohlene subcutane Tenotomie der Beugesehnen kommt höchstens dort in Betracht, wo die Haut so reichlich vorhanden und so gut dehnbar ist, daß die Kontraktur ohne Einreißen der Haut korrigiert werden kann. Das sind indes seltene Ausnahmen. Weit besser ist es also, das kontrahierte Gelenk in toto zu entfernen. Anästhesie mit $1^0/_0$ Novocain nach Oberst oder Reclus. Dorsaler Längsschnitt über das kontrakte Gelenk; die Sehnenplatte wird längsgespalten, die Weichteile scharf abpräpariert, das Gelenk, am einfachsten mit der Knochenschere, so reseziert, daß eine nach oben offene keilförmige Lücke zurückbleibt. Exakte Weichteilnaht mit Catgut, Verschluß der Hautwunde mit Seidenfäden, die 8—10 Tage liegen bleiben. Die Zehe wird in völliger Streckung auf eine kleine Schiene gelagert; für 8 Tage wird der Fuß immobilisiert, besser mit Gips als mit Stärkebinden. Die Schiene muß 3 Wochen getragen werden, sonst Gefahr der Deviation (nicht des Rezidives, weil die Beugesehnen wegen Verkürzung der ossären Strebe die Zehe nicht mehr deformieren können).

Zu den kosmetisch-orthopädischen Operationen gehören ferner die Eingriffe, mit denen man dort, wo das Capitulum ulnae zu stark prominiert, das Handgelenk wunschgemäß umformt, und durch die

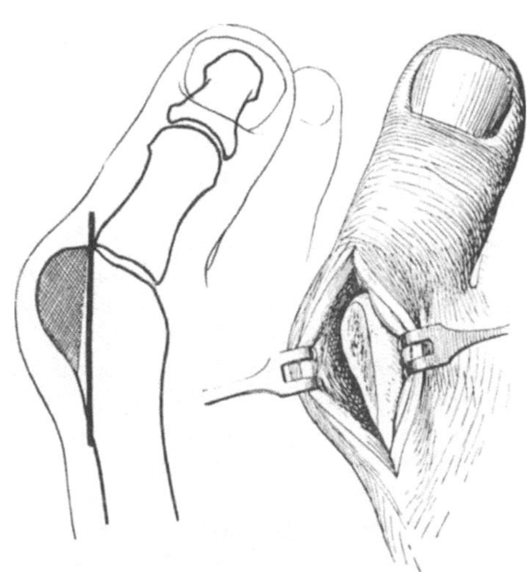

Abb. 129. Resektion bei Hallux valgus. l.: Schnittführung, die zu resezierende Knochenpartie schraffiert gezeichnet; r.: die Exostose ist abgetragen.

man überstark entwickelte Malleolen entsprechend reduziert. Eine nähere Beschreibung ist überflüssig; man arbeitet unter Lokalanästhesie; mit scharfem Meißel wird der Knochen in dünnen Scheiben abgetragen, auf starre Verbände darf man verzichten.

Nach den gleichen Grundsätzen operiert man etwa nach Frakturen zurückgebliebene kosmetisch störende Ecken oder Zacken an den Diaphysen, z. B. an der Tibia, der Ulna und dem Radius, sowie der Clavicula.

Zur kosmetischen Orthopädie gehören auch gewisse Operationen an den Weichteilen. Die chirurgische Umformung von Bauch und Hüften wurde schon beschrieben; in ähnlicher Weise lassen sich die Formfehler der Beine korrigieren. So findet man nicht selten oben innen an den *Oberschenkeln* wulst- oder beutelartig vorspringende Fett-ablagerungen, die operativ beseitigt werden müssen. Äthernarkose, ausgiebiger Längsschnitt, Resektion der Fettmassen, sorgfältige Blut-stillung; die große Höhle wird sehr exakt schichtweise verschlossen, Hautnaht, 8 Tage Bettruhe.

Weit häufiger sind die Weichteilverformungen an den *Unterschenkeln,* besonders jene Form, die ich als *Pseudo-O-Beine* bezeichnen möchte, und wo teils durch abgelagertes Fett, teils dadurch, daß die Muskel-partie des M. extensor digitorum zu weit nach unten reicht, eine Ver-biegung der Tibia im Varus-Sinn vorgetäuscht wird. Die Operation ist im Wesen wiederum eine Fettresektion; es war bisher noch niemals erforderlich, den Eingriff auf die Muskulatur zu erstrecken. Technisch ist das nicht ganz leicht, vor allem gehört eine gewisse plastische Erfah-rung und Begabung dazu, um an den Enden des Hautschnittes keine Buckel oder Bürzel entstehen zu lassen. Äthernarkose. Ausgiebiger Längsschnitt über die prominierende Partie hinaus. Resektion des Fettes, exakte Weichteil- und Hautnaht, 8 Tage Bettruhe. Die Heilungs-bedingungen an diesem Teil des Körpers sind bekanntlich schlecht; zudem findet man in solchen Fällen immer auch Zirkulationsstörungen (anamnestisch begegnet man jedesmal Erfrierungen). Es empfiehlt sich also, von Anfang an zweimal täglich Heißluft zu verordnen.

XI. Operative Regenerationsmethoden.
Von Erwin Horner -Wien.

Über die historische Entwicklung der Altersbekämpfung sind in den letzten 10 Jahren eine Reihe von Studien erschienen, und es erübrigt sich daher hier dasselbe Thema zu behandeln, insbesondere da nur die chirurgischen Methoden der Gegenwart besprochen werden sollen. Den Ausgangspunkt der modernen Therapie kann man in den bekannten Abhandlungen von Brown-Séquard suchen, der ja auch als der Begründer der Hormonlehre anzusehen ist. Diese Hormonlehre beschäftigte sich naturgemäß mit dem von der Keimdrüse produzierten Hormonalsekret, fand aber bald ein gewaltiges Forschungsgebiet, indem auch sämtliche übrigen inkretorischen Drüsen wissenschaftlich erschlossen wurden. Damit gewann auch der primäre Brown-Séquardsche Versuch einer

Hodensafteinspritzung eine grundlegende Bedeutung, und ein neuer Stern, der die Fortführung des Forschungsgebietes von Brown-Séquard wieder herstellen sollte, erwuchs in dem Wiener Forscher E. Steinach.

Dieser hatte die Literatur durch seine anerkannten Arbeiten auf dem Gebiete der Physiologie der Geschlechtsorgane bereichert, und begann erst, nachdem er durch Jahrzehnte experimentelle Forschungen an den üblichen Laboratoriumstieren betrieben hatte, seine Erfahrungen auch auf den Menschen auszudehnen. Bereits im Jahre 1910 führt Steinach die erste Gonadenüberpflanzung durch, die aber meiner Meinung nach nicht als Transplantation bezeichnet werden sollte, denn im strengen Sinne des Wortes lag keine Transplantation, sondern eine Art Eigenpfropfung vor. Der an seinem Stiel und Gefäßen hängende Hoden wurde ohne Durchtrennung der letzteren im Körper selbst verlagert. Erst späterhin nahm Steinach die wahre Transplantation vor. Während Steinach selbst die Transplantationsmethode am Menschen verließ, wurde dieselbe von Lichtenstern, Foramitti u. a. wiederholt erfolgreich angewendet.

So verlockend die Methode der Gonadentransplantation auf den ersten Blick auch erscheint, so türmen sich schwerwiegende Probleme auf, wenn die Frage der prompten Beschaffung der Hoden erörtert werden soll. Streitfragen und Konflikte mit den bestehenden Gesetzen bürgerrechtlicher und vermögensrechtlicher Natur, gar nicht zu sprechen von den schwerwiegenden Bedenken, die von ärztlicher Seite gegen die Transplantation kryptorcher Hoden erhoben werden müßten. Einerseits um diesem Komplex von Schwierigkeiten aus dem Wege zu gehen, andererseits aber doch die dem Hoden innewohnende Fähigkeit der inkretorischen Beeinflussung des Gesamtorganismus zu erschließen, warf sich Steinach mit Eifer auf Experimente, die dahinzielten, unter Belassung der Hoden an Ort und Stelle ihre inkretorische Leistung zu steigern. Diesen Ideen waren seine Arbeiten an alten, dekrepiden Ratten gewidmet, die er durch Abbindung beider Samenstränge sichtlich zur Genesung und Verjüngung brachte. Die Regelmäßigkeit, mit der sich der Erfolg dieser Experimente wiederholte, veranlaßte Steinach, wie bereits früher erwähnt, vom Tierversuch auf den Mensch überzugehen, und er hat heute die Genugtuung sowohl bei der Gelehrtenwelt, wie auch bei der Öffentlichkeit voll anerkannt worden zu sein.

Wiewohl die Steinachsche Lehre nicht unbestritten blieb, mußte eine Reihe von namhaften Forschern, die in zahlreichen Tierversuchen die Resultate nachprüften (Knut Sand, Kopenhagen, Wilhelm, Santiago, Ružička und Bergauer, Prag an senilen Hunden und Ratten, Kustria, Leningrad, bei senilen Katern, Zavadovsky, Moskau bei senilen Steinböcken), Steinachs Resultate nicht nur bestätigen, sondern auch um wertvolle Beobachtungen bereichern.

Steinachs Vorschlag bezog sich für die Operation am Menschen auf die Unterbindung eines oder beider Samenstränge; die Beobachtung, daß sich bald nach der Operation ein deutliches Aufblühen des Organismus einstellt, wurde von Steinach als Ausdruck der Vermehrung der Leydigschen Zwischenzellen erklärt. Am Tierhoden hatte Steinach diese Feststellung gemacht, und dementsprechend die Gesamtheit der interstitiellen

Elemente als Pubertätsdrüse bezeichnet. Dieser Punkt stand vielfach im Kreuzfeuer lebhafter Diskussionen und ist eigentlich bis zum heutigen Tage nicht restlos anerkannt, wenn auch viele Umstände für die Steinachsche Annahme sprechen.

Verfolgt man historisch die Entwicklung der Steinachschen Ideen, so sieht man, daß Steinach nicht lange bei dieser Operation blieb, und um gewisse Mängel dieser Methode auszuschalten, die *Vasektomie* vorschlug. Bei dieser, noch jetzt angewendeten Operationsmethode wird, wie schon der Name sagt, nicht bloß eine Ligatur gesetzt, sondern eine scharfe Durchtrennung des Samenstranges durchgeführt, welche auch sichere Resultate gewährleistet (H. Benjamin, P. Schmidt).

Gehen wir nunmehr auf die Technik der sog. Steinachschen Operation selbst über:

In Lokalanästhesie wird am Scrotum unterhalb der Peniswurzel durch Haut und Unterhautzellgewebe eine kleine Incision gesetzt. Der ganze Plexus pampiniformis wird mit einer Kochersonde unterfahren und fixiert. Das den Samenstrang umgebende Bindegewebe wird mit einem Skalpell geschlitzt, der Samenstrang mit größter Schonung von der begleitenden Arteriole und Vene isoliert und durchschnitten; das distale Ende wird zweimal, das proximale einfach mit Seide ligiert. Die zweite distale Ligatur wird in das obere Ende der Tunica vaginalis propria eingenäht, um die Suspension des Hodens zu erhalten. Nach exakter Blutstillung Hautnaht.

In einem noch späteren Zeitpunkte legte sich bei Steinach die Vorstellung fest, daß das Wesen des Operationseffektes, nämlich das Zugrundegehen der spezifischen Elemente und die kompensatorische Wucherung der interstitiellen Zellen, auch auf einem nicht operativen Wege erreicht werden könne, und zwar sucht er dies durch die Röntgenbestrahlung der Gonaden zu erzielen. Noch einige Jahre nachher, als die ersten Patienten sich wieder einfanden und das Wiederauftreten der ursprünglichen Beschwerden angaben, entschloß sich Steinach zu einem neuen Eingriff, der sog. Albugineotomie (Repetitionstherapie), bei der ein Keil aus dem Hodenparenchym excidiert und die Tunica albuginea darüber verschlossen wird.

Im Jahre 1925 veröffentlichte LICHTENSTERN seine Monographie über die Verpflanzung der Keimdrüse, die er bei mehreren Fällen mit großem Erfolge ausgeführt hatte. Es erübrigt sich an dieser Stelle noch einmal auf den ganzen Fragenkomplex einzugehen, der gegen die ohne Zweifel sehr empfehlenswerte Operation spricht, da die diesbezüglichen Bedenken schon früher angeführt wurden. Ist man in der Lage einen gesunden Testikel — ich möchte vor der Verpflanzung kryptorcher Hoden immer wieder warnen — zu transplantieren, so geht man nach Lichtenstern folgendermaßen vor:

Technik der Hodentransplantation nach Lichtenstern:

Die Entfernung des zu implantierenden Hodens kann in Lokalanästhesie, die Transplanation selbst soll in Narkose vorgenommen werden. Nachdem der zu transplantierende Hoden auf seine Verwendbarkeit geprüft wurde, schreitet man zur Operation. Der Hautschnitt wird ähnlich wie bei der Herniotomie angelegt, Haut- und Unterhautzellgewebe durchtrennt. Der zu implantierende Hoden, der bisher an seinen Gefäßen belassen wurde, wird jetzt abgetragen, in die blutende Incisionswunde des Patienten gelegt, die Haut darüber mit einer Klammer geschlossen um das Transplantat bei Körpertemperatur zu erhalten. Beim Empfänger wird daraufhin ein identischer Schnitt auf der anderen Seite vorgenommen und die Fascie des Musculus obliquus internus freigelegt; aus diesem wird ein Fenster ausgeschnitten, so daß der Muskel freiliegt. Nach vorheriger Scarification des Muskels wird jetzt erst der Hoden aus seiner Lage genommen, der Längsrichtung nach halbiert und eine Hälfte mit dem Parenchym an den scarifizierten Muskel durch Catgutnähte zirkulär fixiert, die andere Hälfte in ihre frühere Lage zurückgegeben, um sie vor Abkühlung zu schützen. Naht des Unterhautzellgewebes und der Haut. Auf der anderen Seite wird die Operation ähnlich durchgeführt. Exakteste Blutstillung ist notwendig, um ein günstiges Einheilen des Transplantates zu erwarten. Nach Lichtenstern kann sich das Transplantat jahrelang funktionsfähig erhalten.

Die ersten Aufpfropfungen von junger Hodensubstanz auf den senilen Hoden beim Meerschweinchen hat HARMS vorgenommen und 1914 publiziert. Am Menschen wurden die ersten erfolgreichen Versuche von LESPINASSE (Chicago) durchgeführt.

UNGER und STOCKER empfehlen, das Transplantat in flache, 2 bis 3 mm dicke Scheiben zu schneiden.

HABERLAND und HERING empfehlen Einpflanzung der Hodenscheiben in das Netz.

LYDSTON implantiert den Hoden in das Scrotum.

ROHLEDER in den Hoden des Empfängers.

THOREK verwendet ganze Hoden, aus denen er kleine Stücke excidiert, und implantiert in das renale Fettgewebe; Laternisationstechnik.

Als vor einigen Jahren die ersten Mitteilungen des Lyoner Chirurgen LERICHE durch die Fachblätter gingen über eine bei Sklerose der peripheren Arterien durchgeführte Operation, der sog. Sympathektomie, haben sich, zweifellos hierdurch angeregt, viele Ärzte die Frage vorgelegt, ob nicht auch andere, mit Zirkulationsverschlechterung einhergehende Organveränderungen nach der Lericheschen Methode operiert werden könnten. Als einer der ersten nahm sich DOPPLER der neuen Methode an, und beabsichtigte zum Zwecke einer Hodenregenaration die Arteria spermatica mittels Sympathektomie zu behandeln. Bei der relativen Zartheit der Arteria spermatica ist die äußerst subtile Technik — bekanntlich wird die, die sympathischen Nervenfasern führende Adventitia mit einem scharfen Skalpell in einer Längserstreckung von 50 mm abgeschabt — sehr schwierig auszuführen —, und es besteht da zweifellos die Gefahr des Durchschabens der Gefäßwand mit konsekutiver Exstirpation des Testikels. Um dieser Gefahr aus dem Wege zu gehen, verwendete Doppler, und das ist der Kernpunkt seiner Methode, chemische Mittel, geeignet, die Zerstörung der sympathischen Elemente durch chemische Beeinflussung zu erzielen; und zwar zuerst Jodtinktur, nachher Phenolkompositionen, die unter dem Namen Isophenal im

Handel zu haben sind. Doppler behauptet durch diese Methode wesentliche somatische und psychische Beeinflussungen zu erzielen.

Seine Technik ist folgende:

Die Samenstranggebilde werden ähnlich wie bei einer Hernienoperation vom inneren Leistenring nach abwärts freigelegt, die Obliquusaponeurose wird etwas gespalten, um eine größere Fläche für die Pinselung freizubekommen, denn die Hyperämie wird um so ausgeprägter, je ausgedehnter das gepinselte Gebiet ist. Die dünnen Samenstranghüllen werden mit einer Pinzette hochgehalten und mit der Schere das Vas deferens und der Plexus pampiniformis vom inneren Leistenring bis zum Hoden freigelegt. Von einer Isolierung der Arteria spermatica interna wird Abstand genommen. Die Pinselung geschieht mit einem auf einer Gefäßklemme befestigten Gazebäuschchen, das mit Isophenal reichlich bis zum Abtropfen getränkt ist. Das beim Bestreichen in das übrige Wundgebiet abfließende Isophenal soll nicht ausgetupft werden.

Ein weiterer Isophenalbausch wird unter dem unterminierten Fettgewebe bis zur Peniswurzel vorgeschoben, um die rigiden, kaum pulsierenden Dorsalgefäße durch die Lösung zu beeinflussen. Der Hoden wird aus dem Scrotum hervorgezogen, die Albuginea mit zartem Skalpell auf einem etwa schillinggroßen Areale scarifiziert und nun die Testis isophenalisiert. Der Hoden wird darauf versenkt. Die gespaltene Obliquusaponeurose wird durch Naht verschlossen, die Samenstranggebilde, um sie vor Druck durch die Fascie zu schützen, vor die Fascie gelagert.

Auf Wiener Boden kamen, vielleicht influenziert durch Steinach, die meisten der als Verjüngungsmethoden angeführten Operationen ans Licht der Welt. So, nebst den bereits besprochenen auch 2 weitere, ziemlich ähnliche Verfahren von E. ULLMANN und LAKATOS. Während Ullmann aus dem Hodenparenchym größere Anteile in Form von Scheiben entfernt, beschränkt sich Lakatos darauf, Hoden in Lokalanästhesie bis auf die Tunica albuginea freizulegen und zu luxieren. In die Tunica albuginea werden sehr behutsam kreuzförmige Incisionen gemacht, das Parenchym des Hodens bleibt unverletzt. Erst Verschluß der Tunica vaginalis communis, dann die anderen Gewebsteile in einer Schicht.

Bei Einhaltung der chronologischen Reihenfolge muß als nächste Methode die TH. BAUER-BELLOWsche Albugineolyse angeführt werden. Die Operation besteht in der Excision eines 1 mm breiten Kreuzbandes aus der Tunica albuginea und in der zartesten Ablösung der vier entstandenen Zipfel der Albuginea. Blutstillung durch Styptica, Bedeckung des Wundgebietes mit der Tunica vaginalis. Diese Methode hat nach Angabe der Autoren, abgesehen von dem Verjüngungseffekt, speziell bei Bronchialasthma ein vortreffliches Anwendungsgebiet.

All diese Methoden, sie mögen ihren einwandfreien Erfolg zeitigen, werden bis auf die Vasektomie und die Sympathikodiaphtherese kaum ausgeführt, und, fast um zu verhindern, daß sie gänzlich in Vergessenheit geraten, findet sich noch der eine oder andere Operateur, der sie ausführt.

Die Ausnahmsstellung der Vasektomie beruht auch vielfach darauf, daß dieselbe von fast sämtlichen Urologen vor der beabsichtigten Prostatektomie ausgeführt wird, und auf diese Weise ist vielfach Gelegenheit geboten, sich immer wieder von dem guten Erfolg dieses Eingriffes zu überzeugen. Dazu kommt noch, daß von urologischer Seite behauptet wird, die Prostatahypertrophie werde in ihren Frühstadien durch den Eingriff sehr günstig beeinflußt, d. h. in ihrem Wachstum gehemmt.

Im großen und ganzen ist aber dennoch der mit einem Moderummel vergleichbare Zulauf von verjüngungssuchenden Patienten außerordentlich stark zurückgegangen, wenigstens soweit es sich um die deutschen und österreichischen Verhältnisse handelt. Hingegen scheint den Romanen viel mehr an der Ausübung derartiger Eingriffe zu liegen, insbesondere wenn man auf die Erfolge des Pariser Forschers Voronoff blickt. Seine Affenhodentransplantation geht auch schon auf viele Jahre zurück, konnte sich aber bislang fast nur in Frankreich einbürgern, und wird, wie es der Mentalität der meisten anderen Völker entspricht, fast überall abgelehnt.

Voronoff führt eigentlich bei seiner Methode nichts anderes aus, als, wie ich bereits früher erwähnte, Steinach mit seiner Hodentransplantation, nur mit dem Unterschiede, daß Voronoff Affenhoden unmittelbar in das Scrotum hinein dem menschlichen Hoden aufpfropft, während Steinach und Lichtenstern die Bauchdecke gewählt hatten. Zunächst transplantierte Voronoff ganze, ungeteilte Hoden unter die Haut auf die Bauchmuskeln oder auf das Peritoneum. Nachuntersuchungen ergaben, daß die auf diese Weise transplantierten Hoden bald nekrotisch oder resorbiert wurden. Er verließ daher diese Methode und transplantierte nur kleine Stückchen des Hodens, doch auch diese wurden resorbiert. Später arbeitete Voronoff eine neue Methode aus, nach der er die Hodenscheiben in das Scrotum, und zwar auf das äußere Blatt der Tunica vaginalis propria, nach vorheriger Scarification transplantierte. Zunächst pflegte er die zu transplantierenden Scheiben auf der Innenfläche des Blattes der Tunica vaginalis propria anzubringen, doch erwies sich diese Methode nicht als günstig, weil oft das äußere und das innere Blatt der Tunica vaginalis propria verklebt sind, durch Abpräparieren der beiden Blätter leicht ein Hämatom entsteht, und nach Unterbringung des Transplantates die beiden Blätter nicht wieder vernäht werden konnten.

Die von Voronoff am Menschen angewendete Methode verläuft folgendermaßen:

Patient und Tier werden gleichzeitig von verschiedenen Operateuren operiert, der Mann in Lokalanästhesie, das Tier in Narkose; der Tierhoden wird freigelegt und in Scheiben geteilt. Inzwischen spaltet der Operateur des Patienten die Scrotalhaut in einer Länge von 4 cm, und präpariert eine Tasche zwischen Tunica vaginalis communis und propria auf jeder Seite des Hodens. Sodann wird die Oberfläche der Tunica vaginalis propria mit einer Nadel vorsichtig scarifiziert. In jede Tasche wird je eine Scheibe des Tierhodens von 2 cm Länge und 5 mm Dicke so mit Catgut vernäht, daß das Parenchym auf die scarifizierte Fläche zu liegen kommt. Die Naht faßt nur die Tunica fibrosa des Implantates. Die Tunica vaginalis communis wird nun mit Catgut, die Haut mit Seidennaht verschlossen. Ein gleiches Stück wird dann auf gleiche

Weise in die zweite Tasche untergebracht. Die beiden transplantierten Hodenscheibchen sollen möglichst weit voneinander liegen, weil sonst die Ernährung des Transplantates leidet. Derselbe Vorgang wiederholt sich dann am zweiten Hoden. Es genügt ein Tierhoden für einen Mann.

Voronoff nimmt an, daß zwischen Mensch und höherem Affen nicht nur eine anatomische, sondern auch eine biologische Verwandtschaft besteht, er bezeichnet daher die Transplantation vom höheren Affen auf Menschen nicht als Heterotransplantation, sondern als Zwischengruppe zwischen Hetero- und Homotransplantatien mit Homeotransplantation.

Voronoff gibt zu, daß die Wirkung der Operation 4—5 Jahre dauern kann, und daß die Wirkung des Transplantates sich nach einiger Zeit erschöpft. Doch kann die Operation ohne Nachteil für den Patienten wiederholt werden.

Die Literatur über Voronoff ist bereits ziemlich reichhaltig geworden, doch erscheint naturgemäß eine systematische Durchführung der Voronoff-Operation in Mitteleuropa viel weniger leicht möglich, da die Beschaffung des geeigneten Affenmateriales auf große Schwierigkeiten stößt.

Um einen Erfolg von einer der beschriebenen Operationsmethoden zu erwarten, bedarf es einer präzisen Indikationsstellung.

Das Hauptkontingent zur Indikation stellen Fälle mit *Altersbeschwerden,* und zwar mit *physiologischen* und *prämaturen.* Besonders bevorzugt ist die Vaseligatur nach Steinach in der *Urologie,* denn heute wird dieser Eingriff fast obligatorisch 14 Tage vor der Prostatektomie durchgeführt, erstens um eine absteigende Deferentitis und Epididymitis zu verhindern; zweitens kommt es oft zu einer Volumsabnahme bei Frühformen der Hypertrophie, drittens tritt nebstbei auch eine Hormonwirkung im Sinne Steinachs ein. Ein weiteres Indikationsgebiet ist die Aktivierung des inaktiven Hodens, schlecht heilende Wunden, Pruritus und Altersekzeme. Eine weitere Gruppe stellen die Homosexuellen, Sexualneurastheniker, juvenile Impotente, jugendliche von eunuchoidem Typus usw. dar.

Wiederholt wurde der operative Eingriff mit gutem Erfolge durchgeführt bei Fällen mit Störungen, die teilweise vom Zentralnervensystem, zum Teil von Funktionsstörungen der endokrinen Drüsen ausgehen (Parkinson, Geistesstörungen mit depressiven Symptomen). Bei jugendlichen Epileptikern hat Krapiwkin die Vaseligatur durchgeführt, und konnte anfangs „geradezu verblüffende" Erfolge konstatieren; es erfolgte ein überraschender Wandel im Krankheitsbilde. In mehr als der Hälfte der Fälle blieben die Krampfanfälle durch mehrere Wochen aus, in anderen ging die Zahl der Anfälle zurück. Dieser anfängliche Erfolg hielt aber leider nicht lange an, nach Wochen zeigte sich das alte Bild. Vielleicht wird es aber doch noch möglich sein auf hormonalem Wege dieses Leiden zu bekämpfen.

Die Erfolge äußern sich in somatischen und psychischen Veränderungen:

Somatische Veränderungen. Zunahme des Körpergewichtes, Hebung des Hautturgors, Falten und Runzeln im Gesicht werden abgeflacht, es kommt zum Schwinden von Alterspigment in den Hautdecken, Steigerung der Muskelkraft, Sinken des Blutdruckes, Hebung der vasomotorischen Funktionen, Steigerung und Neueinsetzen der Potenz, Besserung ischämischer und seniler Beschwerden. Besserung des Sehvermögens und des Gehörs, Vermehrung der roten Blutkörperchen und des Hämoglobingehaltes.

Psychische Veränderungen. Steigerung der geistigen Spannkraft, der Initiative, des Erinnerungsvermögens, Steigerung der Sexualität, der Arbeitslust, des Selbstbewußtseins, der Lebensfreude, Behebung oder Linderung von Altersbeschwerden, Verlängerung der Leistungsfähigkeit.

Vor die Frage gestellt, welcher von den zitierten Methoden der Vorzug gebührt, könnte man sich nur sehr schwer für eine einzige derselben entscheiden. Vielmehr muß der objektive Betrachter zugeben, daß mit jeder Methode bereits gute Erfolge erzielt worden sind, andererseits darf man nicht behaupten, daß alle Methoden gleichwertig sind, vielmehr kommt man zu dem Schluß, daß Material und Methode gründlichst gewählt und überlegt werden soll. Dieser Gedankengang führt automatisch zu dem Prinzip der Sonderung des Patientenmateriales und zur Feststellung der Indikation für die verschiedenen Eingriffe. Weiter ergibt sich daraus, daß ein Spezialarzt, der sich mit dem Problem der Altersbekämpfung befaßt, wohl sämtliche hier angeführten Operationsmethoden beherrschen muß, um für den geeigneten Fall die geeignete Methode zu wählen, und es wäre nur von Schaden, wenn man sich nur auf eine Methode festlegen wollte. So verfolge ich seit Jahren das Prinzip, gealterten Männern mit Prostatabeschwerden die Steinachsche Operation zu empfehlen, während ich bei Fällen mit Bronchialasthma und nervösspastischen Erscheinungen die Bauer-Bellowssche Albugieolyse anzuwenden rate; stehen Zirkulationsstörungen im Vordergrunde, wird sich die Dopplersche Operation eignen.

Im Laufe der letzten 12 Jahre habe ich eine große Anzahl (mehrere Hundert Fälle) operiert, und dabei die Erfahrung gewonnen, daß die Patienten sich nach dem Eingriff außerordentlich wohl befanden, und häufig nur bedauert haben, nicht schon längst der Vorteile dieser Operation teilhaftig geworden zu sein.

Während, wie aus dem Vorangegangenen zu ersehen ist, für das männliche Geschlecht zahlreiche, mehr oder minder empfehlenswerte Methoden der Altersbekämpfung ausgearbeitet wurden, ist für Frauen, außer in äußerer Kosmetik nur sehr wenig gleichgerichtete Forschungsarbeit getan worden. Dennoch möchte ich der Vollständigkeit halber das bisher bekannt gewordene andeuten.

So sei zunächst einiges über die Autotransplantation von Ovarien angeführt. Dieselbe gelingt in vielen Fällen gut, doch ist die funktionelle Wirkung keine dauernde. Das Ovarium heilt am Ort der Implantation ein, seine Funktion hört aber schließlich auf, weil das Bindegewebe der Umgebung in Wucherung gerät, das Keimgewebe komprimiert und durchwächst; es entwickelt sich ein fibröser Körper, der seine ursprüngliche Struktur nur eben in Andeutung erkennen läßt. Zur

Konzeption durch den Eierstock einer fremden Frau ist es nur ganz ausnahmsweise gekommen (Cramer, Morris, Halliday, Croom).

Die Ovarientransplantation wird beim Menschen gewöhnlich in die Muskulatur der Bauchwand, seltener in die freie Bauchhöhle vorgenommen. Das Organ wird in Scheiben fixiert oder kleine Stückchen in Gewebsinterstitien eingeschoben.

Die Transplantation wird angewendet bei Ausfallserscheinungen nach Kastration und gegen funktionelle Amenorrhöe, stellt aber die Menstruation im ungeschwächten Grade nur so lange her, bis die fibröse Umwandlung vor sich gegangen ist. Unterberger sah Einheilung mit Funktion bis 5 Jahre von der Reimplantation des eigenen, in schmale Stückchen geschnittenen Eierstocks.

Bei Pseudohermaphroditismus somaticus und psychicus haben Steinach und Lichtenstern durch Transplantation eine erhebliche Besserung des Zustandes konstatieren können.

Die in den allerletzten Jahren von Th. Bauer beschriebene Operationsmethode besteht in einem sehr einfachen chirurgischen Eingriff, der sog. Ovariotomie, bzw. Ovariodiszision. Vom theoretischen Standpunkte aus scheint dieser Methode die Zukunft zu gehören, denn sie basiert auf einer durchaus physiologischen Grundlage. Durch den während 25 Jahren allmonatlich erfolgten Follikelsprung der Ovarien bildet sich eine corticale narbige Schicht, welche die Ruptur der tieferen, entwicklungsfähigen Follikel verhindert. Die Spaltung der Ovarien und Verhinderung des Wiederzusammenwachsens der beiden Wundflächen gestattet schon kurze Zeit nach der Heilung die Reifung und Ruptur der befreiten Follikel, das Wiederauftreten der Menses und Verschwinden der klimakterischen und senilen Beschwerden.

Wie aus dem Vorausstehenden hervorgeht, hat sich in nicht ganz 2 Dezennien ein ganz neues chirurgisches Arbeitsfeld entwickelt, welches in den Händen seriöser Ärzte vielen Menschen Heilung und Besserung ihrer Leiden gebracht hat. Bedenkt man die Widersacher und Widerstände, die sich aus Weltanschauung und vielfach unsachlicher Einstellung geltend gemacht haben, so muß doch die Leistung dieser Ärzte als Pionierarbeit bezeichnet, und es kann wohl schon jetzt mit Sicherheit behauptet werden, daß dieses neue Gebiet der Altersbekämpfung nicht aus den therapeutischen Behelfen wird verdrängt werden können.

Literatur zu Operative Regenerationsmethoden.

Bauer, Th.: Z. urol. Chir. **28**, 531 (1929).
— -Bellows: Z. urol. Chir. **28**, 531 (1929).
Benjamin, H.: N. Y. med. J. a. med. Rec., Aug. **1922**; Nov. **1925**. — Endocrinology **6**, Nr 6 (1922, Nov.). — Amer. Med. N. s. **22**, 6 (1927).
— Neue klare Ergebnisse der Vasoligatur nach Steinach. Bruns' Beitr. **135**, H. 1.
Bergauer: C. r. Soc. Biol. Paris **1925**, 93.
Brown-Sequard: Arch. Physiol. norm. et Path. **1889**; **1890/91**.
Doppler, Karl: Über Technik und Erfolge der Sympathikodiaphtherese. Wien u. Berlin: Urban u. Schwarzenberg 1928.
Foramitti, C.: Wien. klin. Wschr. **1921**, H. 2.

FRAENKEL, O.: Physiologie der weiblichen Genitalorgane. Halban-Seitz, Biologie und Pathologie des Weibes, Bd. 1. Wien u. Berlin: Urban u. Schwarzenberg 1924.

HARMS: Experimentelle Untersuchungen über die innere Sekretion der Keimdrüsen. Jena: S. Fischer 1914.

HORNER, E.: Über das Problem der Steinachschen Vasoligatur und ihre Erfolge in den ersten 10 Jahren. Med. Klin. 1931, 30.

KUSTRIA: Z. exper. Med. 1924, 43.

LAKATES, V.: Wien. med. Wschr. 1930, 6.

LESPINASSE: J. amer. med. Assoc. 1913.

LICHTENSTERN, R.: Die Überpflanzung der männlichen Keimdrüsen. Wien: Julius Springer 1924.

RUŽIČKA: Dtsch. med. Wschr. 1922, 28. — Arch. Entw.mechan. 1923.

SAND, KNUD: Handbuch der normalen und pathologischen Physiologie, Bd. 14. Berlin: Julius Springer 1926.

SCHLEYER, E.: Sitzgsber. Ges. Ärzte Wien, 20. Jan. 1928. — Wien. klin. Wschr. 1928, 4. — Münch. med. Wschr. 1930, 16.

SCHMIDT, P.: Theorie und Praxis der Steinach-Operation. Rikola-Verlag 1922. — Das überwundene Alter. Leipzig: P. List 1928.

STOCKER: Korresp.bl. Schweiz. Ärzte 1916.

STEINACH, E.: Pflügers Arch. 1894. Zbl. Physiol. 24 (1910); 25 (1911). — Roux' Arch. 46 (1920). — Verjüngung durch experimentelle Neubelebung der alternden Pubertätsdrüse Berlin: Julius Springer 1920. — -LICHTENSTERN, R.: Münch. med. Wschr. 56, 1450 (1918).

THOREK, M.: The human testis and its diseases, I. B. Lipincett Comp. Philadelphia 1924.

UNTERBERGER: Arch. Gynäk. 101.

VORONOFF, S.: Quarante-trois Greffes du Singe à l'Homme. Paris: Gaston Doin 1924. — La Greffe testiculaire du Singe à l'Homme. Paris: Gaston Doin 1930.

WILHELM, O.: Rev. med. Chile 1922/23. — Biol. generalis (Wien) 1926, 2/3.

ZAWADEVSKY: Transaction of the laboratory of experim, biology, Zoopark Messew, 1926, 1.